良質な医療とケアを提供する

コミュニケーションBible

岡田 一義

まえがき

医療とケアの選択には患者自身の価値観に合った「最良」と、医療チームが多職種カンファレンスを通じて導いた医学的・看護学的・介護学的「最善」があります。医療チームは、患者が人生を全うできるように「尊厳生《そんげんい》」の立場で支援し、コミュニケーション能力を駆使し、話し合いを繰り返してアドバンス・ケア・プランニング(advance care planning：ＡＣＰ)と共同意思決定(shared decision making：ＳＤＭ)を行い、最善の医療とケアを提案します。しかし、重要なのは、最終的に患者の意思(最良の選択)を尊重することです。なお、厚生労働省は、ＡＣＰの普及を目指して、その愛称を人生会議としました。

米国では患者の自己決定権が尊重されています。インフォームド・コンセント(informed consent：ＩＣ)の概念が確立し、事前指示書による延命治療の差し控えや継続中止が法律で規定され、終末期患者が自己決定権に基づいて納得できる尊厳ある人生を送り、望む医療とケアを選択できるようになりました。

一方、日本では法律による規定はないものの、医療チームは患者の意思と生活の質(quality of life：ＱＯＬ)を重要視して良質な医療とケアを提供することが求められています。なお、日本国憲法第十三条により、法律学において「自己決定権」は憲法用語として確立していますが、本書では民事法用語の「意思決定権」を同義として用います。

医療従事者は、病気だけではなく病人もみます。医療は科学に基本をおき合理的に進行しますが、その現場は医療とケアを提供するだけではなく、人と人(医療従事者と患者・家族ら、医療従事者と医療従事者)との人間関係の上に成立しています。時に感情的になる場面もあるので、理性的な対応が必要です。

コミュニケーションの教育を受けたことがなくても、多くの医療従事者は経験の積み重ねによって自然に身についたコミュニケーションを行っています。しかし、その簡単な仕組みを理解すれば、より効率よく効果的なコミュニケーションスキルを身につけ、より良好な人間関係を構築できます。ひいてはよりよい医療とケアを提供できるのです。コミュニケーションスキルの基本を知らずに、表面的にコミュニケーションのうまい人を真似るのは危険です。その人の性格や、経験を積み重ねた結果として得られるテクニックに加え、患者と築く信頼関係があってこそ、患者に受け入れられるコミュニケーションといえるのかもしれません。親しみを込めたコミュニケーションは関係を構築するために有用ではありますが、敬語を使わなかったり、安易な相づちを打つことが、患者によっては見下されていると感じさせるきっかけとなり、関係が悪化してしまうこともあります。またよくない知らせを伝えるときには、医療従事者は淡々と事実だけを伝えるのではなく、コミュニケーションスキルを駆使して患者に配慮する必要があります。

コミュニケーションスキルの基本から応用までを知っておけば、距離を縮めるためにさまざまな工夫ができます。患者との信頼関係を構築することは、結果として迷惑行為を行う患者がいなくなり、平穏で働きやすい環境をつくることにつながります。昨今、医療とケアが多様化しており、医療チームメンバーのなかでも価値観や倫理観が異なることがあります。そのようなときには患者の意思を優先しながら、チームリーダーがコミュニケーションによって方向性を一致させ、良質な医療とケアを提供します。

本書では、医療チームメンバーと患者のコミュニケーションを取り上げました。明日からの医療とケアに活かし、その質の向上につなげていただければ幸いです。コミュニケーションとは相互意思疎通です。自分の意思を伝えるときには、なぜそう思うのかを伝え、相手の意思を聴くときには自分の考えに固執することなく、相手がなぜそう思うのか理解して受け入れるようにします。

なお、対話とは相互理解のために行うコミュニケーションの一つです。本書では対話をコミュニケーションに含まれるものとして統一しました。

＊＊＊

目次

第1章

コミュニケーションの基本

1．人と人とのコミュニケーション

コミュニケーションの基本は、人と人との間に双方向の流れをつくること、つまり聴く・質問する・伝えるをていねいに行うことです。

まずは、まっすぐ相手に心を向けて受け入れる気持ちで、話を聴きます。話し終えるまで待つ忍耐力も必要です。相手には、言いたいことが言えた満足感と、この人は自分を受け入れてくれたという信頼感が芽生えます。この流れには相手の心の扉を開く効果があります。

次に相手の言葉のなかから具体的な情報を把握し、さらに相手の思いを引き出す質問を加えます。

さらに、相手の思いに沿うように自分の心を伝えます。心(感情、思い)をかたち(言語：話の内容、言葉遣い、非言語：表情、身だしなみ、立ち居振る舞い、アイコンタクト、声のトーン)にするとともに、相手に伝えることはコミュニケーションの大切なポイントです。

ここで気をつけるべきは、日本語には「検討します」などの曖昧な表現もあり、相手が理解してくれるだろうという考えで話すと誤解を招くこともある、ということです。気遣いをもって話せば、相手の心をつかむことも可能です。

コミュニケーションスキルを高めるためには、まず何より傾聴が基本です。そのうえで相手の意思や置かれた立場をよく考え、その場に合った言葉で自分の感情を表現します。相手の思いを否定せずに、

「よく話していただけましたね」

「そうだったのですね。それは大変でしたね」

のように肯定的に受け止めて話すことが大切です。

2. モデル像の決定

会話の内容よりも、服装、表情、話し方、話すトーンなどのほうが、往々にして相手に与えるメッセージ力が強いので注意します。そのためにはまず理想とするモデル像(医師像、看護師像など)を、自分とあまり解離のない範囲内で決定します。第一印象は重要なポイントであり、外見は大切です。外見(清潔な服装、髪型・髪色、イヤリング・ピアス、穏やかな笑顔と表情、しぐさ)を理想のモデル像に近づける努力をします。

アイコンタクトは相手の上半身を優しく見つめるようにして、存在を認め、支援しますという気持ちを表します。視線の高さは相手と同じにして威圧感を与えることのないようにし、よく聞いていると感じてもらえるようにします。また、真正面で向かい合うと相手が緊張しやすくなるため、理想的なのは斜め45度です。

聞きやすい適度な声の大きさと話すスピード(チューニング)により、相手のエネルギーレベルに合わせると、共感を与え、信頼関係が構築されやすくなります。

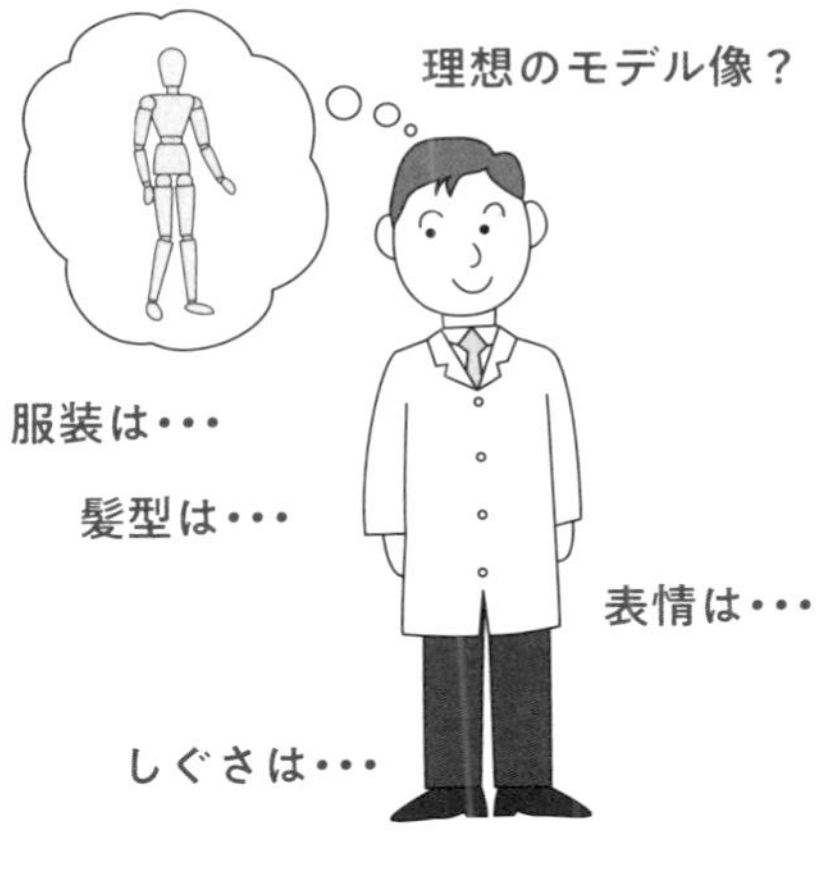

3. 質問の方法

質問はコミュニケーションにおける基本的な手段の一つです。大きく分けて、

● 閉じられた質問（直接質問法、クローズ型）

● 開かれた質問（自由質問法、オープン型）

があります。

閉じられた質問は、

「Aを知っていますか」

「AとBのどちらが好きですか」

のように、「はい」か「いいえ」、あるいはいくつかの選択肢といった、限られた答えをさせようとするものです。相手は、どのように解釈してどう反応したかなどについては答えないので、尋ねていないことに話題がいきません。

開かれた質問は、

「あなたはどう思いますか」

などのように自由に答えさせるもので、方向性を探っている場合や相手の考えを知りたい場合にはきわめて有効です。

● 閉じられた質問（直接質問法、クローズ型）

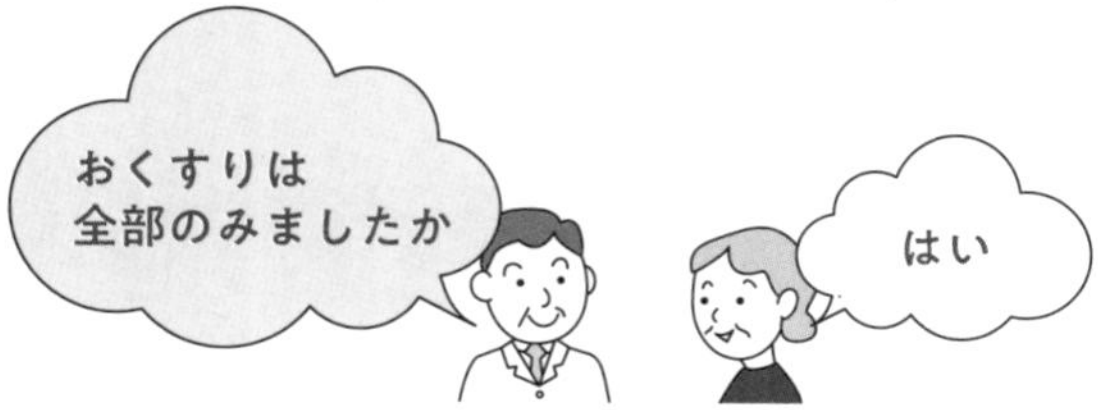
おくすりは
全部のみましたか
はい

● 開かれた質問（自由質問法、オープン型）

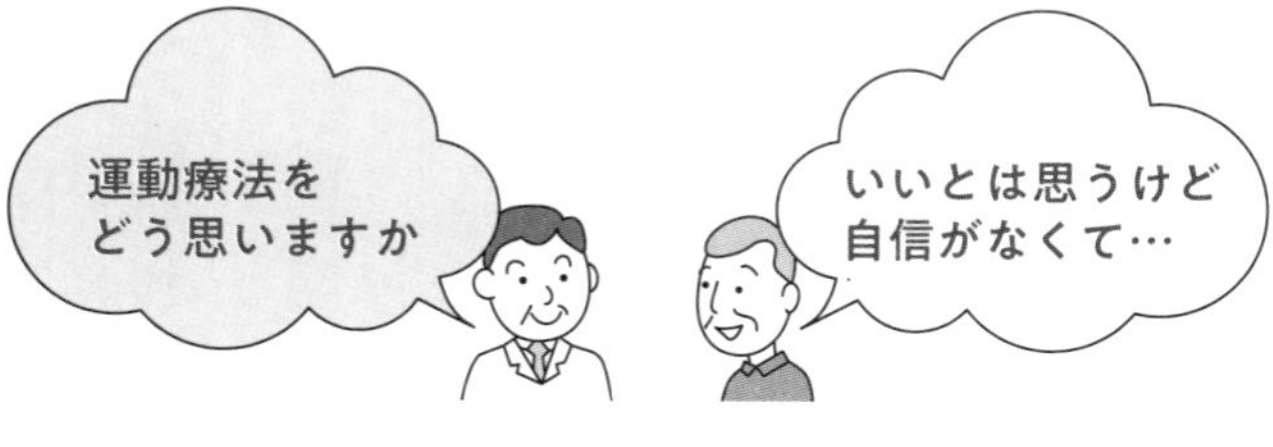
運動療法を
どう思いますか
いいとは思うけど
自信がなくて…

4. 敬語の使い方

敬語には、尊敬語（相手の動作・状態を上に表現する）、謙譲語（自分の動作・状態を下に表現する・へりくだる）、丁寧語（語尾に「です」「ます」をつける）、美化語（語頭に「お」「ご」をつける）があります。

人と人との関係を適切に維持するためには敬語を使い、なおかつある程度の距離感を保つ必要があります。「親しみ」というとよい距離感を感じますが、「馴れ馴れしさ」には距離感が感じられなくなり、相手との関係性が崩れるおそれがあります。この違いを理解することが大切です。

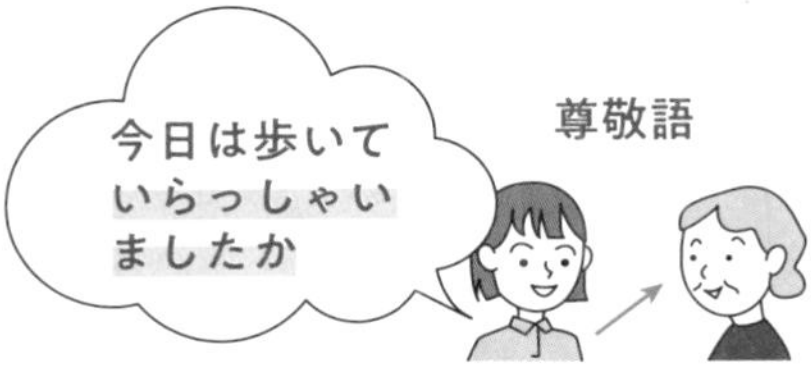
尊敬語
今日は歩いていらっしゃいましたか
相手の動作・状態を上に

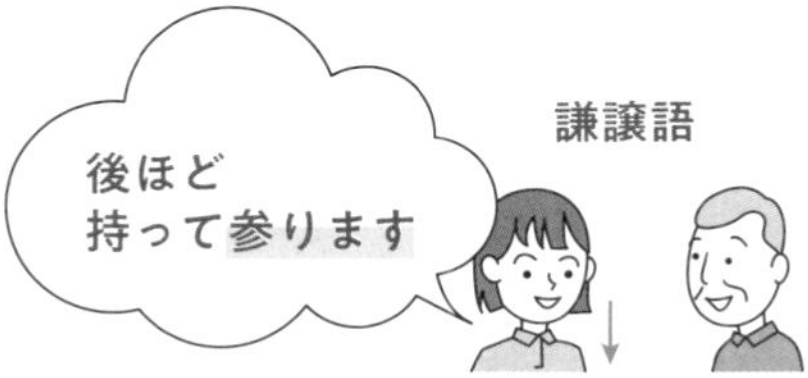
謙譲語
後ほど持って参ります
自分の動作・状態を下に

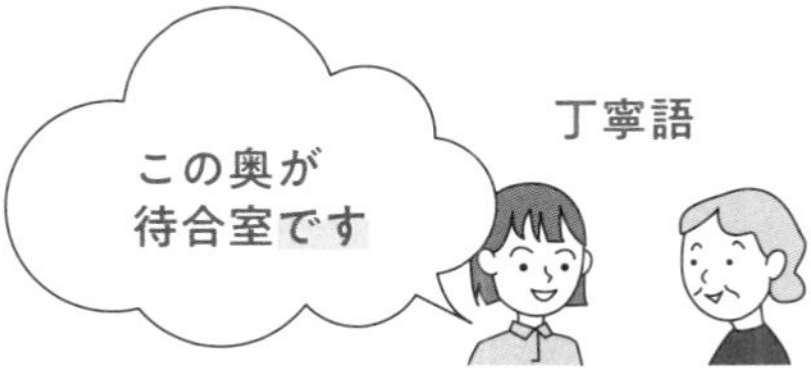
丁寧語
この奥が待合室です
語尾に「です」「ます」

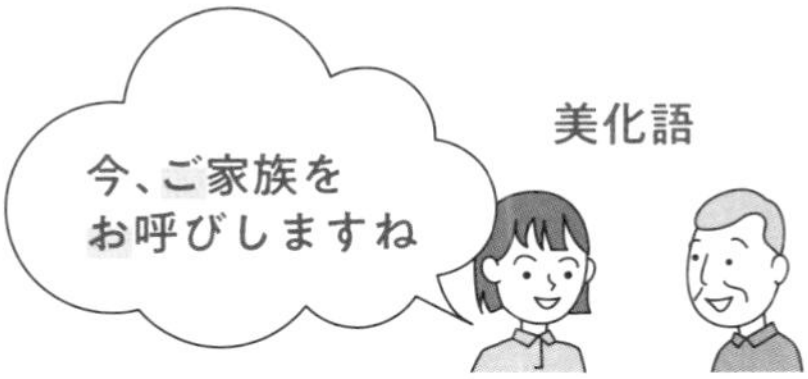
美化語
今、ご家族をお呼びしますね
語頭に「お」「ご」

過剰にていねいすぎる必要はありません。リラックスして話しやすい環境をつくるためには、丁寧語をうまく使うことがポイントとなります。

●「です」「ます」を語尾につける
●会話の最初に「おはようございます」、最後に「それでは後ほど参ります」など挨拶の言葉を忘れない
●途中ではリラックスした雰囲気での会話も大切

＊＊＊

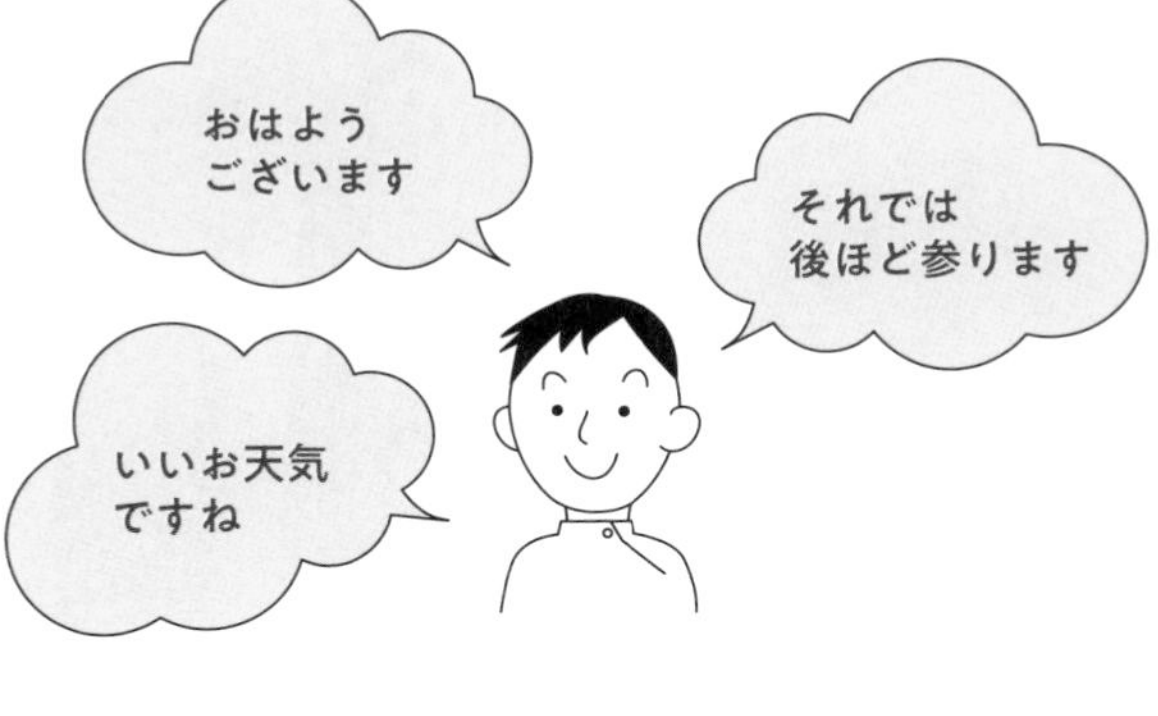

それでは
後ほど参ります
おはよう
ございます
いいお天気
ですね

第2章

コミュニケーションのテクニックと注意点

1. 初対面で心をつかむ

第1章でも触れたように、第一印象はとても大切です。何を話すかだけではなく、どのような声のトーンで、どのように話すか、服装、姿勢、動作などの見た目にも常日頃から注意を払います。

顔をみて笑顔で挨拶をします。

同時に相手の緊張感を和らげるように、会えて嬉しいという気持ちを伝え、あらかじめ情報として知っていることであっても、「あなたの話が聴きたい」と伝えます。

2. 相手との距離を縮める

信頼関係が構築できていないときに次々に質問されると嫌がる人や、馴れ馴れしく感じる人もいます。急激に距離を縮める必要はありません。いきなり踏み込んだ質問はしないようにします。関係を構築するために、出身地、趣味、好きなことなどを少しずつ聞いておくことがポイントです。

コミュニケーションの内容やその時々の印象を、今後の参考のために何らかの方法で記録し、徐々にその内容を深めていきます。言われたことをその場でメモすると、自分自身の記憶に残すだけではなく相手を大事にしていますよ、というメッセージにもなります。信頼関係を構築するために、簡便かつ有用な方法です。

まずは天候や最近のニュースなどの話題に触れて、相手が簡単に答えられる質問を投げかけ、会話の流れをつくります。

次に相手の情報に対してプラスの感情を表現し、互いの共通点を見つけたときには少しオーバーなくらいに喜びを表現すると、会話を弾ませることができます。さらに肯定的な返事が返ってくるような話題を振って、打ち解けるようにします。わからないことがあれば、

「実はよくわからないんですが」

と正直に伝えることも大切です。

距離を縮めるには・・・

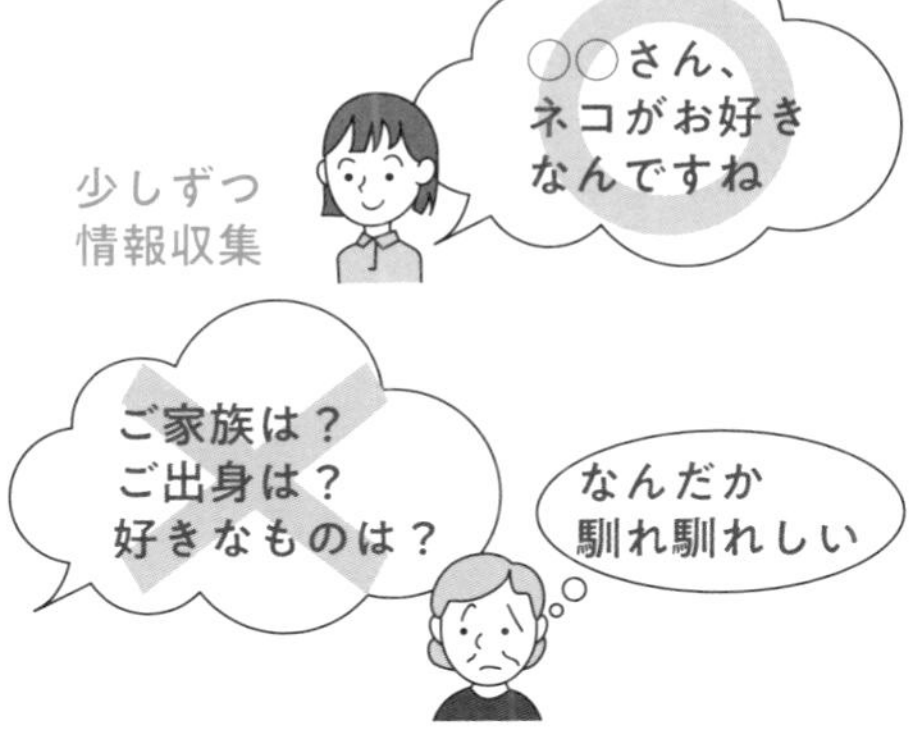
○○さん、ネコがお好きなんですね
少しずつ情報収集
ご家族は？ご出身は？好きなものは？
なんだか馴れ馴れしい

会話の流れをつくるには・・・

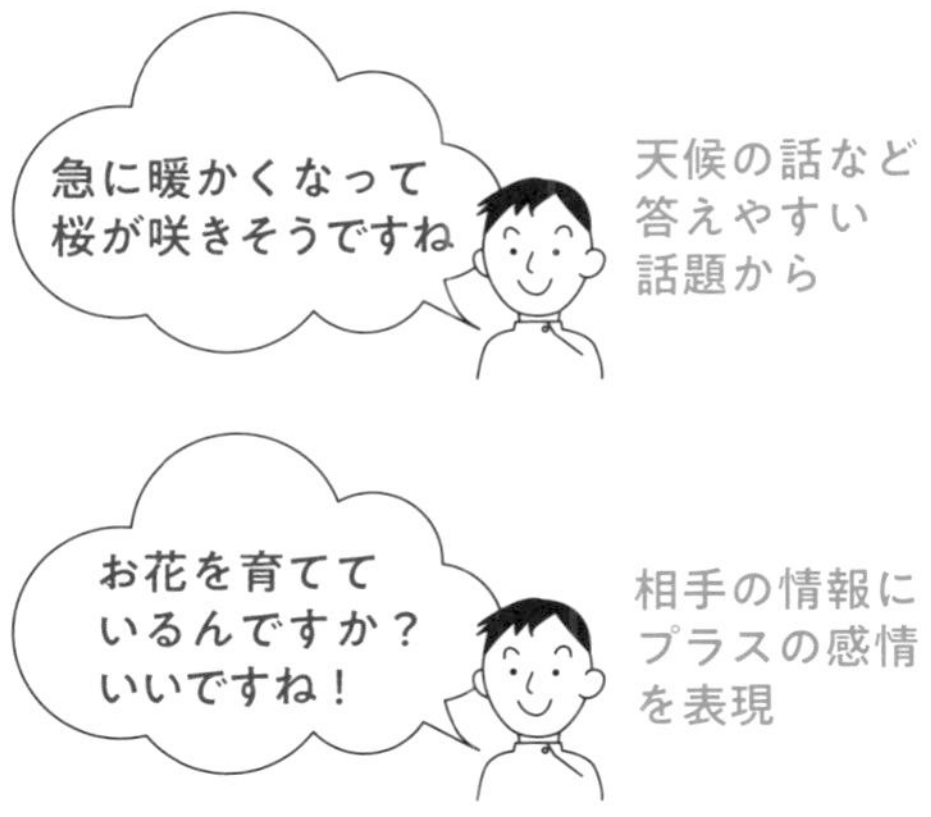
急に暖かくなって桜が咲きそうですね
天候の話など答えやすい話題から
お花を育てているんですか？いいですね！
相手の情報にプラスの感情を表現

わからないことは、
素直に教えてもらうことで、
さらに会話が弾むことも・・・

3．聴く力を磨く

聞く(hear)は自然と音声が耳に入ってくることで、聴く(listen)は意識的に注意して聴くことです。

①ミラーリング

相手の好感のもてる表情あるいは動作を何気なく真似て、好感を抱かせるテクニックです。

楽しいことや、よいニュースを笑顔で話している人には、同調して、笑顔で温かい目線を送りながら、もっと聴かせてほしいという気持ちを示します。逆に辛いことや腹の立つことがあり、眉間にしわを寄せて話しているような人には、同じように眉間にしわを寄せて、共感するように、

「そんなことがあったのですか」

のように相づちを打ちます。

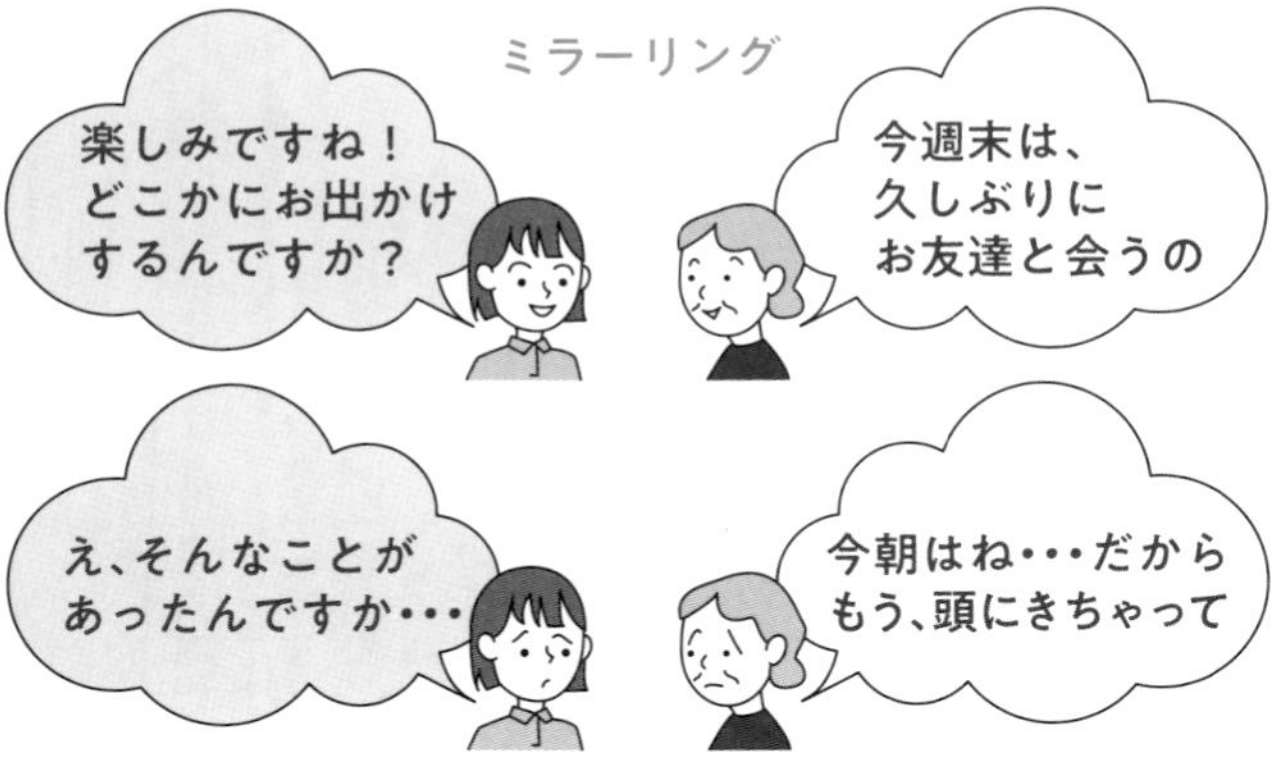
ミラーリング
今週末は、久しぶりにお友達と会うの
楽しみですね！どこかにお出かけするんですか？
今朝はね・・・だからもう、頭にきちゃって
え、そんなことがあったんですか・・・

②ペーシング

話し方などで相手との類似点を意識的につくり上げることにより、

心理的バリアを取り除くテクニックです。

スピードを合わせるよりも、声のトーンを合わせることがポイントです。楽しいときには明るく元気な声のトーンで、辛いときにはトーンを下げ、声の響きを静かにすると相手は話しやすくなります。

相手の言葉の語尾を、トーンを合わせて繰り返すことも効果的です。

③相づち

自分の味方と感じてもらえるように、相づちを打つことも効果的です。相手の話をしっかり受け止めている、理解しているということを示すために、話の途中で「うんうん」などの相づちを打ちます。

まず、相手の話が一区切り終わったところで目を合わせ、小さくうなずきます（話をしっかり受け止め、理解を示す）。次に、

「なるほど」

「確かに」

「そうですね」

「そういうことがあったのですね」

「おっしゃる通りですね」

などの共感を、大きなリアクションで示します。ただしリアクションが大げさすぎたり、相づちが多すぎると逆効果になることもあります。話を最後まで聴くためには、黙ってうなずくことも効果的です。小手先のテクニックではなく、心を通い合わせ、相手の目線に立って考えてみることです。

より効果を得るためには、相手の話のなかで知らないことには意識的に身を乗り出すように、

「それ、どういうことですか」

「それで、どうなったのですか」

「教えてください」

と質問をすると、「もっと話してあげよう」という気持ちに誘導することができ、会話が弾みます。

「面白いですね」

「どうして」

「それから」

のような言葉を挟み、穏やかな温かい笑顔で聴き続けます。その結果、こんなに楽しそうに自分の話を聞いてくれるなら、もっと話そうという気持ちになります。

「へえ、そうなんですね」

「知りませんでした」

「初めて知りました」

「よいことをお聞きしました」

などのように一言加えると、相手も話してよかったという気持ちになります。

「～という理解でよろしいですか」

など、話の内容を整理してまとめることも必要です。それが間違っていたとしても理解しようとしていることを示すことができ、修正してもらうことで共通認識ができます。正しく理解していると知らせることができれば、結果として相手はもっと話したくなります。

「でも」、「しかし」などの否定的な接続詞を使用しないこともポイントです。

④オウム返し

相手の話した内容や、感情を表現した部分を繰り返します。

話を聴きながら、相手が一番伝えたいのは何かを想像して、同じ意味の違う言葉・表現で要約して返すと、相手は理解してもらっていると感じることができます。これは、相手が言葉に詰まったときにも効果的です。

また、語尾を「ですね」にすると当たりが柔らかくなります。

相手の話したことで、さらに詳細な内容を知りたい場合、気になる単語を繰り返すと話しやすくなります。患者が「最近は、いつも不安になります」と話したとき、

「いつも、いつもですか、いつもなんですか」

と聞き返します。

⑤イメージギャップの改善

相手の話した内容でわからないことについては、

「つまり」

「言い換えますと」

と話し始めると相手が反応し、話の本質を捉えるきっかけとなり、内容を正確かつ詳細に把握することができます。

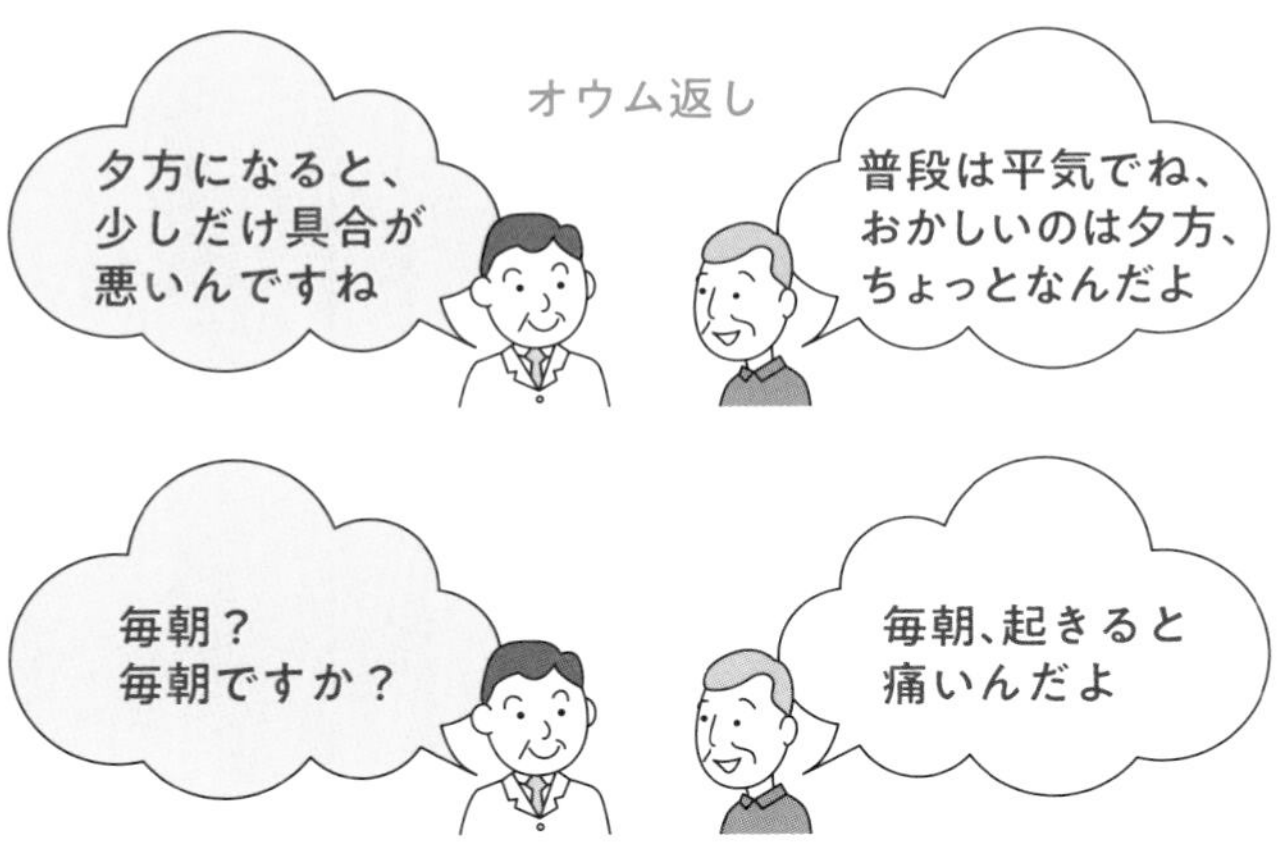
オウム返し
普段は平気でね、おかしいのは夕方、ちょっとなんだよ
夕方になると、少しだけ具合が悪いんですね
毎朝、起きると痛いんだよ
毎朝？毎朝ですか？

自分と相手のイメージにギャップがあると思われるときには、心を傾けて聴き、相手が話し終わるまで口を挟まないようにします。「でも」「しかし」などの否定的な接続詞は使用せずに、相手の言葉の語尾を繰り返します。

「どのようによくないのですか」

「あなたが話してくださったのは非常に大切なことですので、もう少し詳しくお伺いしてもよろしいでしょうか」

などのように、相手が言いたいことを少しずつほぐすようにして、ギャップを埋めていきます。

4. 話す力を磨く

相手の反応をみて理解度を確認しながら話し、特に難しい内容のときは、たとえ話をうまく使って話すように心がけます。伝えたい言葉は強調して、声を少し高くしたり、強弱をつけたり、または直前に間をとったりするとわかりやすくなります。

だらだらと話さないように、五秒に一回程度、句点で区切るように意識して話します。何度も「え～」と言ってしまう癖がある人は、言い終わりに口を閉じるようにすると、「え～」が出なくなり、切れ味のよい話し方になります。言いたいことを、初めにコンパクトにまとめて話すことがポイントで、

「結論から申しますと」

「あなただから言いますが」

「守れることを期待しているからこそ、言わせてください」

のように予告しておくことで、相手は聞く準備ができ、確実な伝達につながります。

コミュニケーション中に相手の名前を呼んで距離を縮めることも効果的です。ただし当然ながら、名前の読み方を間違えないことが重要です。

5．言ってしまいがちな言葉

①駄目じゃないですか

相手の行為や言葉によって、自分がどんな気持ちになったかを伝える言い方にします。「駄目じゃないですか。明日からまた頑張ってください」ではなく、「そうなんですね、残念です。明日からまた頑張っていただけると、私はとても嬉しいです」のほうが、伝えたいメッセージが伝わりやすくなります。

②させていただきます

「させていただく」という言葉は、相手の許可を得たうえで行うことについて使用します。許可によって自分が恩恵を受けるために、相手に敬意を表す場合に使用する言葉です。相手の許可を得る必要がない場合は避け、「します」を使用します。

③わかります

相手の気持ちは簡単にはわからないので、軽々に「あなたの気持はわかります」とは言いません。「わかります」は親切心から発せられる言葉だと思いますが、使い方は難しく、このようなことを言う人は信用できないと感じる人もいますので、安易に使用できません。

6. 叱られたときのコミュニケーション

叱られたときには、最初に、

「申し訳ございませんでした」

と謝ります。ハの字眉と普段よりも低いトーンの声で、申し訳なさを伝えます。

謝罪の言葉としては、次のようなものがあり、それぞれ違った意味をもっています。

- 「すみませんでした」悪気がなく不可抗力で起こってしまったという意味を含む
- 「失礼いたしました」礼儀を欠いたことに対するお詫びという意味を含む
- 「ごめんなさい」許しを請う意味を含む

したがって、「申し訳ございませんでした」が謝罪の言葉としては最適です。

次に、誰に、何を(何に対して)謝罪しているのかを明確にします。

「○○さんに教えていただいたにもかかわらず、それをうまく活かせずに申し訳ございませんでした」

のように伝えると、叱った側も相手が理解していることがわかります。自分を守って謝っているのではなく、反省しているという気持を伝えます。次に、相手に敬意を伝えつつ自分の心を前向きにするためには、必ず、今後どうするのか、改善策をつけ加えます。

「教えていただいたことをノートに記録して自分のものにしたり、よくわからないことがありましたら、その場でしっかり質問をして、次に活かします」

と話すと、相手もよいアドバイスをしてくれます。

謝罪の最後に、叱ってくれたことに対する感謝の気持ちを、

「私のためを思って言いにくいことをご指摘いただき、ありがとうございました」

のように伝えることも忘れてはなりません。

＊＊＊

第3章

チーム医療

２０１０年、厚生労働省は「多種多様な医療スタッフが各々の専門性を前提に目的と情報を共有し、業務を分担しつつ互いに連携・補完し合い、患者の状況に対応した医療を提供することである」とチーム医療を定義しました。

大切なのは、①各職種が専門性を発揮する専門性志向、②患者が中心である患者志向、③複数の職種がかかわる職種構成志向、④複数の職種が互いに協力していく協働志向、の四つの要素すべてであり、これらが互いに相互関係をもつことです。

1. 多種多様な医療スタッフ

チーム医療は、医師、看護師、訪問看護師、臨床工学技士、薬剤師、管理栄養士、栄養士、理学療法士、作業療法士、言語聴覚士、臨床心理士、ソーシャルワーカー、などの多職種がチームを組んで行うもので、必要に応じて介護従事者を加えます。なかでも臨床心理士は、心理学的評価やメンタルケアなどのコメディカルとしての役割に加え、患者の病気・治療の理解度や不安の確認などを医療チームにフィードバックする役割、それに伴って医療スタッフへのアドバイスを行うなど、コンサルタントとしての役割を担います。

各職種が専門領域の範囲内だけではなく職種間領域を越え、相手の領域に踏み込んで連携することにより、よりよい医療とケアを提供します。患者（主治者）と協働した意思決定により、家族ら（サポーター）が支援し、医師（主治医）が指揮官（リーダー）となり、多職種（連携者）が参謀となる、「多職種相互乗り入れ型チーム医療」を目指します（**図**）。

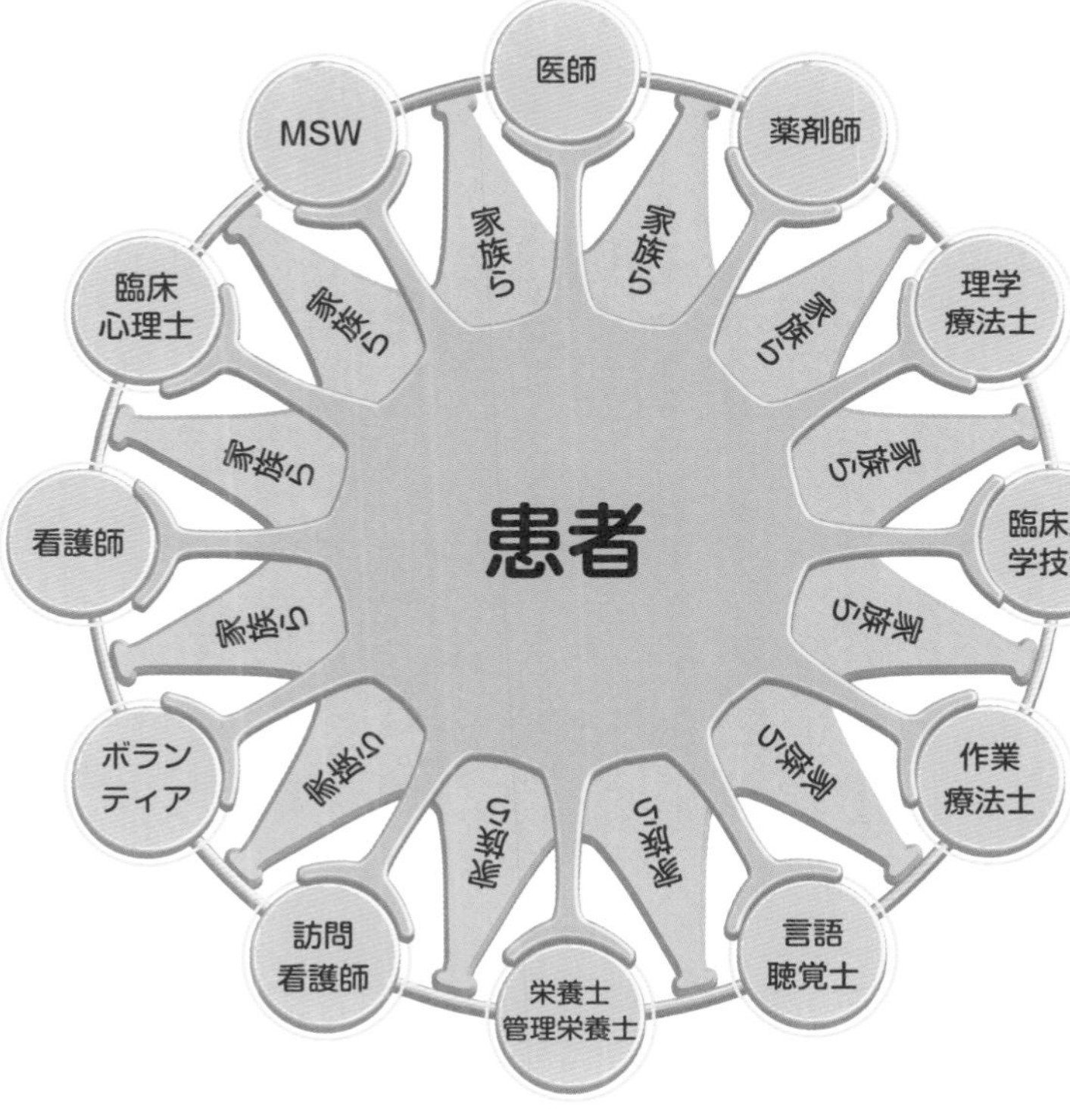

図　多職種相互乗り入れ型チーム医療
MSW：医療ソーシャルワーカー

しかし、チーム医療において専門技能による縦の階層が存在する場合、例えば医師とその他のスタッフの間に従属関係が生まれることにより、チームメンバー（以下、メンバー）の多様性という、集団としての機能を破壊してしまうことがあります。正しい医療やケアは多様化しています。職種間で価値観が対立することがあっても、チームリーダー（以下、リーダー）は常に患者の意思・患者への最善の医療とケア・家族らの意向などを考え、チームの方向性をコミュニケーションを用いて一致させなくてはなりません。このことから、リーダーの資質（後述）が重要であるということができます。

メンバーの多様性を前提として、チーム医療を考えてみましょう。知らず知らずのうちにメンバーが、自分にとっての常識が他人にとっても常識だと思い込むと（多様性を否定すると）、いざこざが起こり、チーム医療が機能不全となることもあります。こうした信念対立により、怒り・ストレス・後悔・葛藤・疲労感などの感情に振り回され、疲弊し、現状に失望してしまうと、よりよいチーム医療を実践する意欲がなくなり、ひどいときにはメンバーが精神的不調を感じるようになる可能性もあります。

チームにとって大切なことは、自分の常識をゴリ押しせずに、常に話し合いで解決することです。状況とチームの目的を踏まえつつ、メンバー内で異なる意見があることを理解して連携し、多様性を活かしたチーム医療により最善の医療とケアを提供することが重要です。

2. アドバンス・ケア・プランニング（ACP）と共同意思決定（SDM）

チーム医療の定義の一部である「患者の状況に対応した医療」とは、常に患者と協働する患者参加型意思決定を意味します。医療チームの方向性は患者個々の価値観によって決まり、患者自らによる「医療を受けない」という選択も含まれます。前述の「多職種相互乗り入れ型チーム医療」が理想的であり、患者・家族らの参加型であると同時に、患者と協働した意思決定になります。病初期には患者・家族らと医療チームが輪になって、病気に立ち向かいます。また患者の人生の最終段階では、家族らと医療チームが輪になって、患者を支援します。患者・家族らと対立した場合には、医療チームが輪になり、患者・家族らに医療とケアを提供します。

アドバンス・ケア・プランニング(advance care planning：ＡＣＰ)は、万が一のときには、誰もが自分で医療とケアについての考えを伝えられない状態になることを想定して、患者や家族らと将来の方針を共有していくプロセスです。人生の最終段階における医療とケアについて本人の意思が尊重され、希望する生を全うできるように、年齢を問わず本人が健康なうちから、人生の最終段階まで機会ごとに、繰り返し家族らや医療チームと話し合います。事前指示書とＡＣＰは患者自身が意思表示できない状態になったときに受ける医療やケアを、自ら明確にしておくことを目的とします。事前指示書は医療チームの助言がない状態で本人だけで決めることが可能である一方、ＡＣＰは本人と家族らと医療チームが話し合って決める点が異なります。患者・家族らとＡＣＰを実施すると、患者は自律し、家族らは心の準備ができ、両者とも満足感が向上します。

インフォームド・コンセント(informed consent：ＩＣ)は、医療チームが複数の治療選択肢と最善と考える根拠に基づく医療(evidence-based medicine：ＥＢＭ)を提示し、患者に自発的に同意させるものですが、法的問題が生じないように証拠書類を残す作業と捉えることもでき、患者の自律を尊重して発展した意思決定方法ではありません。医療に存在する不確実性を考慮すると、患者と医療チームの両方を主体として患者の意思を反映させる必要があります。患者は、医療における意思決定の分岐点で利用可能なすべての選択肢、メリット・デメリット、ＥＢＭ情報を提供され、医療チームの提案を受けます。そのうえで、医療チームとの話し合いを通して患者が最良の意思決定を行う重要なプロセスが共同意思決定(shared decision making：ＳＤＭ)です。ＳＤＭは患者と医療チームが協働して解決策を見つけ出そうとする(医療とケアの決定過程を共有する)取り組みであり、重なる部分はありますが医療チーム主導のICとは大きく異なるものです。

複数の治療選択肢が患者の生活の質(quality of life:QOL)にそれぞれ異なる影響を及ぼすと予想されるときに、患者にとって最良の選択肢を選びとるのは簡単なことではありません。EBMに基づく医学情報を伝えたうえで、患者から価値観・意向・懸念事項を引き出し、医療チームの知識と経験に基づく提案をします。さらに患者の思いについて話し合うなかで、患者自身が最良と考える選択に至ります。患者の個別性と価値観の多様性、複数の医療選択肢の存在、医療の不確実性などを鑑みれば、SDMがより大切であることがわかります。

SDMの際には、患者の尊厳、QOL、

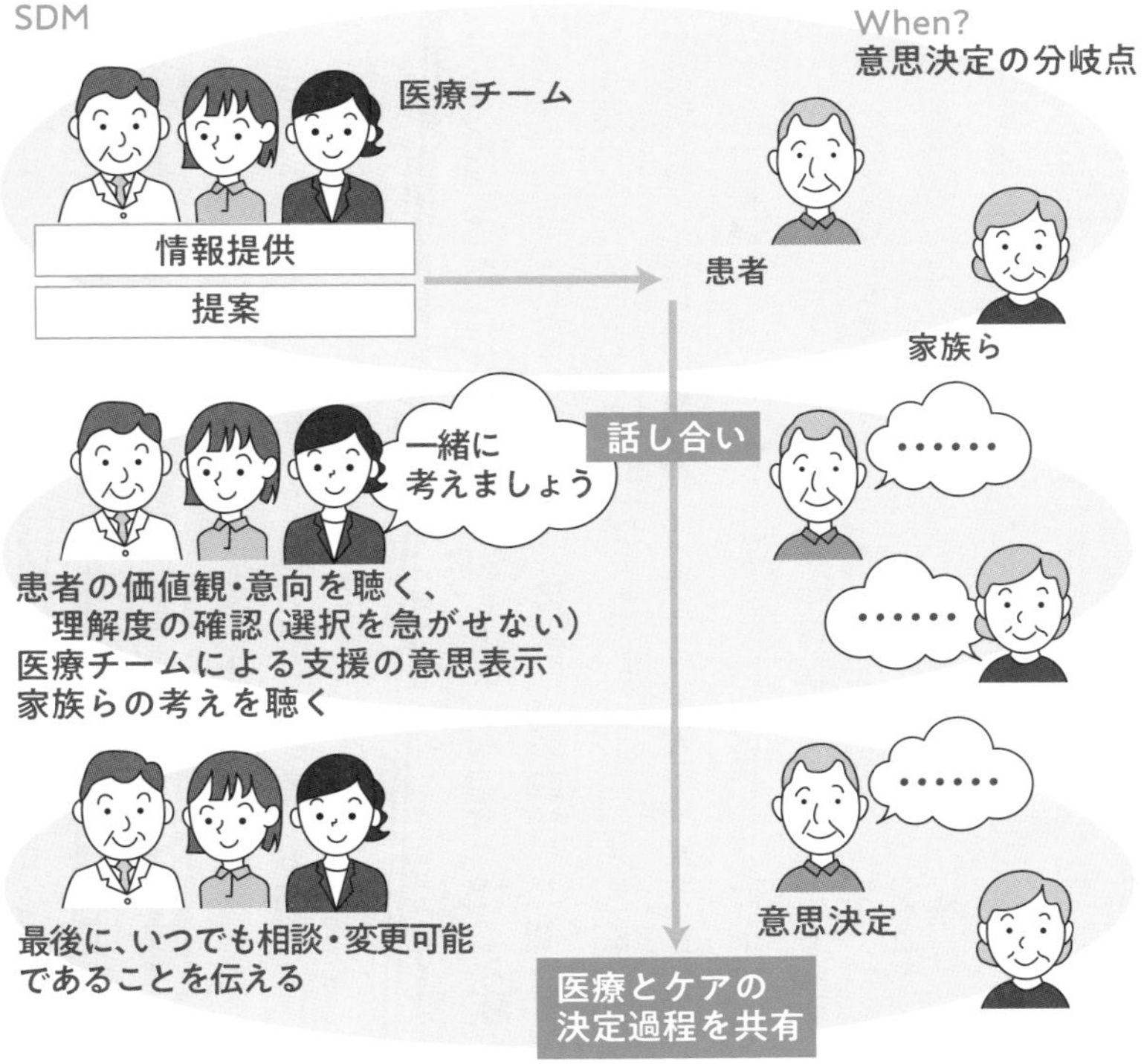
SDM
When?
意思決定の分岐点
医療チーム
情報提供
提案
患者
家族ら
話し合い
一緒に
考えましょう
……
……
患者の価値観・意向を聴く、
理解度の確認(選択を急がせない)
医療チームによる支援の意思表示
家族らの考えを聴く
……
意思決定
最後に、いつでも相談・変更可能
であることを伝える
医療とケアの
決定過程を共有

医学的適応、家族らの意向、説明と同意、セカンドオピニオン、周囲の状況などを考えながら、コミュニケーションスキルを駆使して、患者に安心と満足を与えられる配慮が必要です。なかでも人生の最終段階では、患者の尊厳、QOL、余命推定の説明、家族らの意向を重視した配慮が重要になります(29頁 **図**)。なお、主治医が余命推定を説明したのち、看護師は第5章　コミュニケーションの実際　37．死の恐怖を抱く患者(99頁)、38．余命を尋ねる患者(100頁)を参考に患者を支援しなければなりません。

ACPとSDMにおいては、患者・家族ら・医療チームの参加と、互いが対等な関係であるという認識をもつことが求められます。医療とケアの方針を検討するときには、患者が意思決定に向き合うために何を重要と考えているかを、すべての参加者が理解する必要があります。また、患者の見解が医学的に最善な医療と異なる場合もあることや、医学的に最善でなくとも、その患者の人生のために最良の選択があることを理解します。患者は医療チームに、病気や医療が自分にとってどのような体験かを伝え、自分の人生にとって、どの選択肢がよりよいのかを考えます。患者がすべての情報を正しく理解したうえで、コミュニケーションを通じて互いの見解を理解し、合意に向けて話し合い、意思決定する過程を共有します。医療チームはその過程を支援し、最終的に患者が決定した意思を尊重します。

〈ACPによる将来の医療とケア計画の実際〉

始めに、

「今から行うのは、あなたが意思表示できなくなったときに備えて、将来の医療とケアに関するあなたの意思をご家族と医療チームが共有し、支援していくための話し合いです」

と、患者に寄り添い支援することを伝えます。さらに、

「あなたが人生の最終段階になったときに、一番優先したいことはなんですか」

のように患者の価値観や意向を確認した後、起こる可能性のある病状に対する複数の治療（心臓マッサージでの心肺蘇生、人工呼吸器接続、栄養・水分補給方法、輸血、昇圧薬、透析療法など）、緩和ケアの選択肢、その利益・不利益および看取りの場所の情報をわかりやすく説明します。また、途中、

「では今までの話のなかで、わかりにくいことや疑問はありますか」

のように質問し、理解度を確認するよう努めます。

「将来、突然倒れて病院に運ばれ、検査の結果、残念ながら病状の回復は見込めず、余命数カ月と診断されて意思表示ができなくなったとき、最期の人生をどのように生きたいかを一緒に考えましょう」

と伝え、家族らには最も身近にいて生活をともにし、患者の意思を推測できる立場にいる人として、

「ご本人がどうしたいと考えていると思いますか」

などのように質問します。

医療チームは、患者の価値観や意向だけではなく生活状況など、すべてを総合的に考えたうえで話し合い、最後に患者が選択したことと、その理由を聴き、

「今日、ご本人の意思を確認しました。今日の話し合いの内容を文書としてまとめます。また、意思を表明できる事前指示書を作成しておくことも重要です。作成後に意思が変わっても、いつでもご自身で作成し直すことができます」

と伝えます。

〈SDMによる治療選択の実際〉

始めに、

「これから、いろいろな治療法を話し合いますが、最終的にはあなたの意思を尊重し、あなたが選んだ方法を

支援していきます」

と、患者に寄り添い支援することを伝えます。さらに、

「あなたが、今、一番優先したいことはなんですか」

のように患者の価値観や意向を確認した後、治療についての複数の選択肢とその利益・不利益・ＥＢＭの情報をわかりやすく説明します。また、途中、

「今までの話のなかで、わかりにくいことや疑問はありますか」

のように質問し、理解度を確認するよう努めます。

医療チームは、患者の価値観や意向だけではなく生活状況など、すべてを総合的に考えたうえで、

「これからの人生を全うして、幸せに生きていくための方法を一緒に選びましょう」

と伝え、医療チームが最善と思う医療とケアを提案し、その理由を説明します。家族らには選択を迫るのではなく、最も身近にいて生活をともにし、患者の意思を推測できる立場にいる人として、

「ご本人がどうしたいと考えていると思いますか」

また、状況によっては、

「ご本人がもし意思表示できるとしたら、どのようにおっしゃると思いますか」

などのように質問します。

最後に患者が選択したことと、その理由を聴き、それが医療チームが考える最善の医療とケアとは異なる場合でも、その理由を共有できるまで話し合い、

「今日、ご本人の意思を確認しました。いつでも変えることができますので、意思が変われば相談してください」

と伝えます。

3．感情労働

自分や他人の感情を管理することを核心的な要素とする労働を、感情労働と言います。

患者からクレームがあった場合、正当な理由であれば謝罪などの対応が求められます。たとえ正当な理由がなくても、まずは患者の言い分を忍耐強く聴いて説明することが求められます。常に感情をコントロールし、コミュニケーションスキルによって適切に対応する必要があります。医療従事者は感情管理を強く求められ、自分の感情を操作して患者の感情に対応しており、職場では絶えず何らかのストレスにさらされています。加えて、チーム内でも同職種、他職種を問わず意見の違いはあり、同様にストレスへの対応が必要です。

医療従事者にとっての感情労働は、このように多方面に及ぶ負荷の大きいものです。コミュニケーションの改善は良好な職場環境をつくり出し、感情労働の軽減につなげること

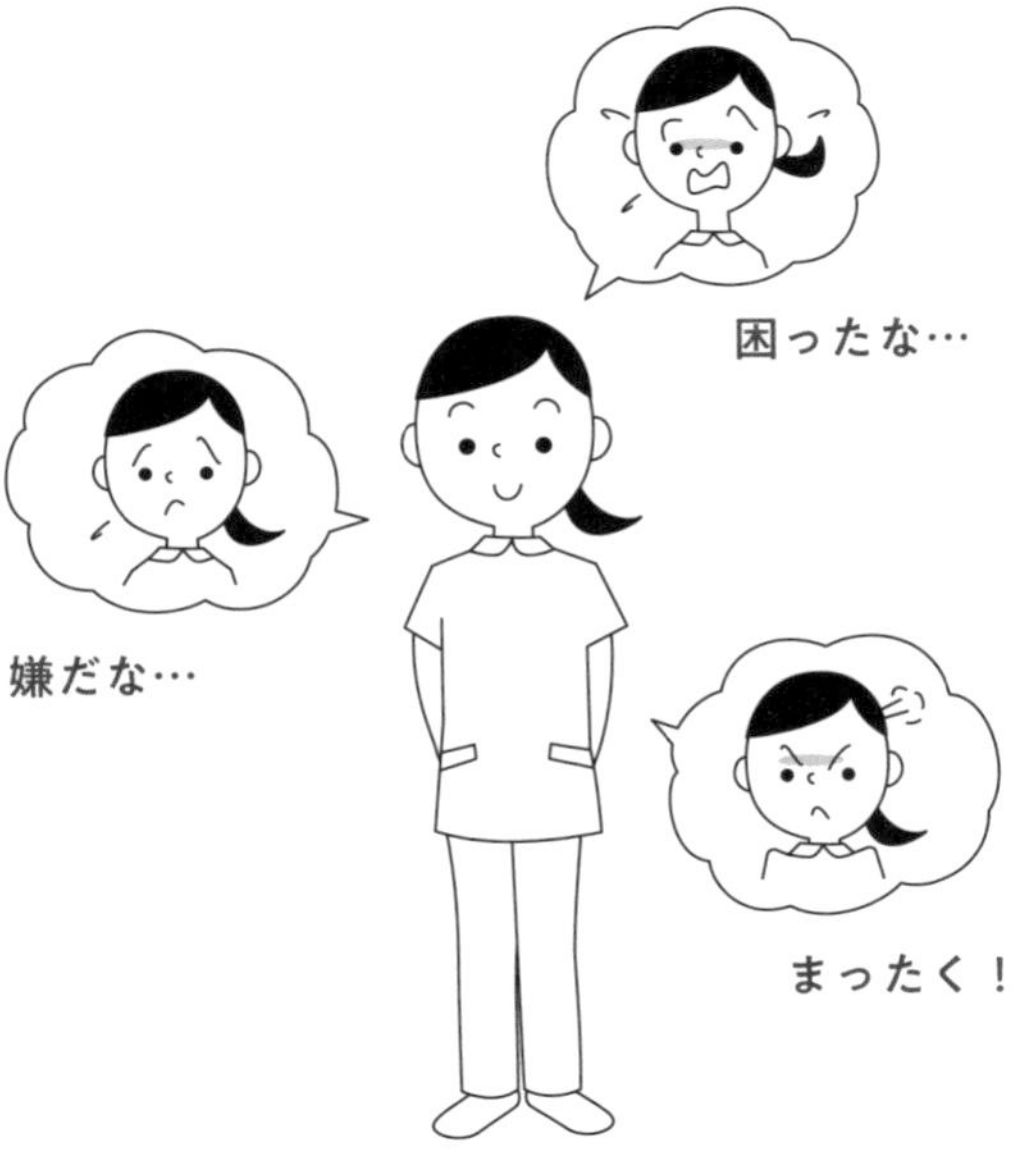

感情労働
常に自分の感情をコントロール

ができます。だからこそ効果的なのです。

4. Team STEPPS

医療のパフォーマンスと患者安全を高めるためにチームで取り組む戦略と方法が、Team Strategies and Tools to Enhance Performance and Patient Safety（Team STEPPS）です。米国防総省が、医療品質研究調査機構（Agency for Healthcare Research and Quality：ＡＨＲＱ）と協力して開発しました。

医療のパフォーマンスとは、その行為全般、つまり「医療行為の経過から結果までの全過程」の行い方です。医療行為の全過程の行い方と患者の安全性を高めるために、良好なチームワークを確立し、患者のアウトカム（目標とする医療結果）を最適にすることを目的とします。

さまざまな職種で構成される医療チームが、四つの主要技能を体得し、実践することによって、メンタルモデルの共有をはかり、チームとして安全で有益な知識、考え方、態度、成果を得ることができます。ここでいう四つの主要技能とは、追って説明しますが、①リーダーシップ、②状況モニタリング、③相互支援、④コミュニケーションです。また、メンタルモデルの共有とは、コミュニケーションを通して医療行為に関する認識・理解・知識などをメンバー間で共有することを示しています。

コミュニケーションエラーが関係したものは、医療事故全体のうち3分の2以上を占めるといわれており、これを回避することは医療の現場にとって非常に重要であるといえます。Team STEPPSでは、さまざまな形式で行われるメンバー間の情報伝達を誤りなく順序立てて、確実に行うプロセスとして次の四つをあげています。

●エスバー(Situation-Background-Assessment-Recommendation：ＳＢＡＲ)
メンバー間でのコミュニケーションにおいてどのような要素を伝えると効果的であるかを、Situation(状況)、Background(背景)、Assessment(評価)、Recommendation＆Request(提案と依頼)の頭文字をとって明示したもの

●コールアウト(Call Out)
重大事態に際して、よりチーム全体に緊急性が伝わるように発信する伝え方

●チェックバック(Check-Back)
正確な情報伝達のため、情報の発信・受領・再確認(復唱)を決まりとして行う

●ハンドオフ(Hand Off)
申し送り項目を共通化することで、エラーの発生を防止する方法

メンバー間の情報伝達を確実に行うために

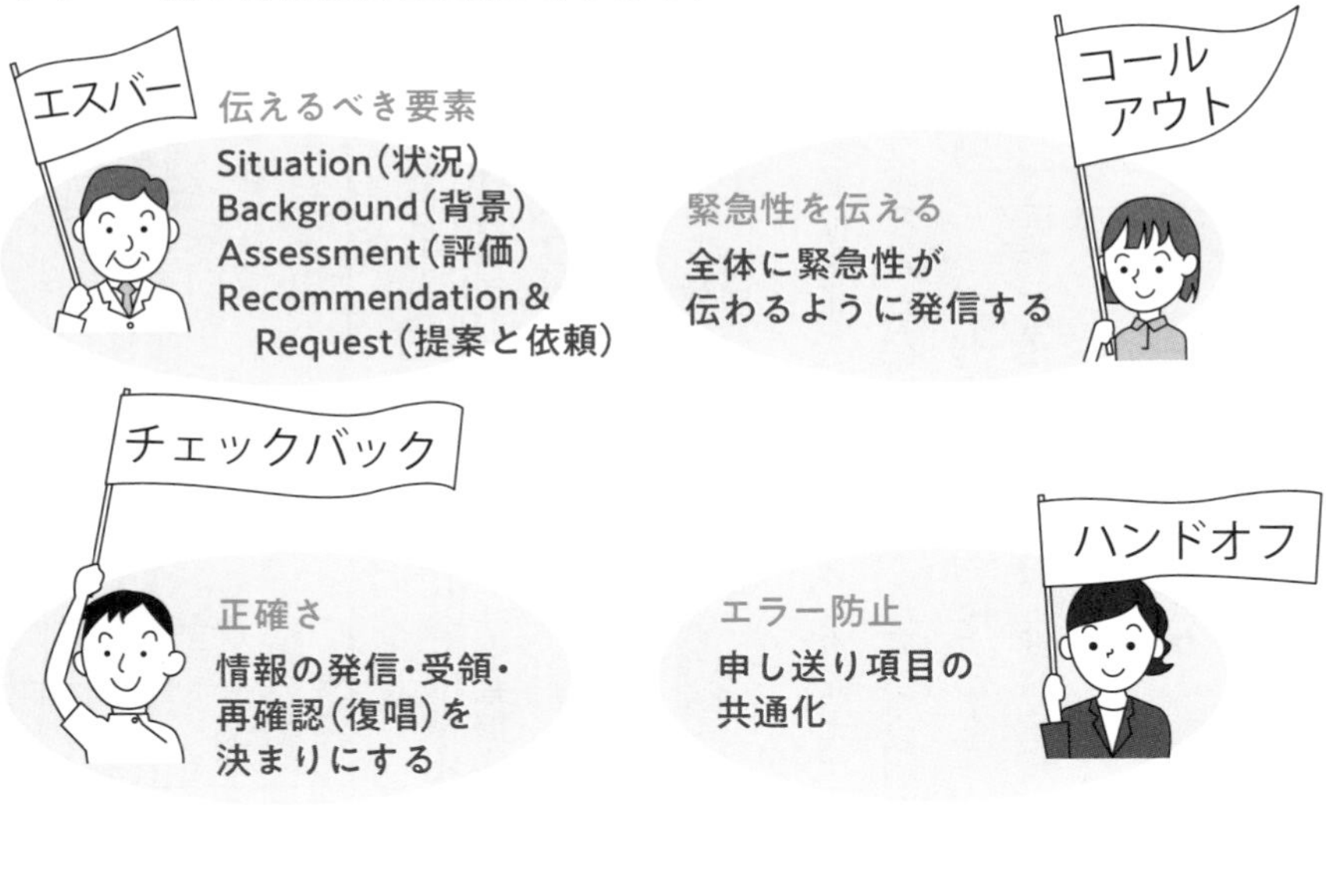
エスバー
伝えるべき要素
Situation(状況)
Background(背景)
Assessment(評価)
Recommendation＆
Request(提案と依頼)
コール
アウト
緊急性を伝える
全体に緊急性が
伝わるように発信する
チェックバック
正確さ
情報の発信・受領・
再確認(復唱)を
決まりにする
ハンドオフ
エラー防止
申し送り項目の
共通化

①リーダーシップ

チーム医療に限らず、リーダーには特に必要とされる資質があります。他者に対してよりよい印象を与える人物であると同時に高い能力をもっていることは当然ですが、常に正しい道徳観に基づく行動が求められます。

またリーダーに必要とされる実行スキルには次のようなものがあります。

●ビジョン・スキル

最終的にどうなるのが望ましいかというビジョンを描き、それをメンバーに伝える能力

●発案スキル

普通では思いつかない解決策を数多く紡ぎ出す能力

●交渉スキル

チームの支援に必要な資源や支援を確保すべく、同僚や同志に粘り強くかつ建設的に働きかける能力

●意思決定スキル

意思決定に役立つデータや視点をフルに使い、不確実な状況下で多くの選択肢から進むべき進路を選出する能力

●教育指導スキル

メンバーが実技と理論の両方を学べるよう支援する能力

●対人スキル

話を積極的に聞く、反論する、説得するなど、コミュニケーションをとることで他者と建設的に活動する能力

●遂行スキル

最後までやり遂げる能力。ハイレベルでは、組織内の権力や政治的関係を建設的かつ積極的に動かし、何ら

リーダーがメンバーとの信頼関係を構築するには、人として対等に接し、敬意を払うことが基本です。さらに言うなら、何か問題があれば、まずは自分に原因を求めることです。たとえ誠実に対応してもよい関係を築けないメンバーや、やる気がみえないメンバーがいても相手のせいにするのではなく、自分に何が足りなかったのか、今から自分にできることはないかを探します。リーダーの忙しさは問題の言い訳にはなりません。言行一致を心がけ、チームのために献身し、常に自ら模範を示します。

リーダーにとって、場の空気を読んだり、メンバーの心の状態をはかる繊細さは大切な資質です。しかし、同時に自分に対する悪口や噂に対しては鈍感さも必要です。また、日常的にストレスが大きくかかるため、それを軽減する自分なりの気分の切り替え法をもっておくべきです。

メンバーが失敗して落ち込んでいるときには、話をよく聞くことが大切です。失敗した理由をともに考え、励まし、場合により反省を促します。一方的に教えるだけではなく、時には自らの失敗談を話すことなどによって、経験を共有します。一人の失敗体験をチーム全体で共有することは、失敗を繰り返さないための教訓になります。

メンバー同士が互いによく知り合う機会を定期的につくることができるかということも、リーダーの資質次第です。メンバーが気軽に声をかけ合える関係になると、仕事上のコミュニケーションが円滑になり、不和がなくなります。また、そうした機会にメンバーの不安・不平・不満・疑問などを吐き出させ、爆発しないように、いわゆるガス抜きを行います。結果として問題点を全員で共有しやすくなり、新たなビジョンや方針を打ち出すこともできます。

チームをうまく機能させるためには、若いメンバーの力も重要です。やる気が足りないと感じるときには、まずは自らが、相手のモチベーションや思考回路を正しく理解できていないのではないか、うまく教育できていないのではないか、と考えることです。若いメンバーは自分の気持ちを表に出すことに不慣れである可能性があります。多くの時間を共有し、本音を話せる関係性を構築し、萎縮させないことも必要です。リーダーは、若いメンバー一人一人に行いたいことを聞き、自分から言い出せるような状況をつくってあげるように努めます。また、若いメンバーの志をチーム全員で共有し、その進捗状況を常に気にかけます。仕事が順調に進むと楽しくなっていろいろなことにやる気を出し、それに伴って成長していきます。仕事に情熱をもてると自発的に動き、能力が開花します。

リーダーの心得を示します。

- 人を幸せにする言葉を発する
- 常によくなるイメージをもつ
- ありがとうの言葉を忘れない
- うまくいってもいい気にならない
- 真実を語る
- 大胆かつ慎重になる
- メンバーを平等に扱う
- メンバーの声をよく聴く
- メンバーを褒めて育てる

〈リーダーシップを感じさせるコミュニケーションテクニック〉

コミュニケーションには、数秒間の「間」がポイントです。相手の反応をみながら間をとるのではなく、相手に反応してもらいたい場面で間をつくると、「話す」行為が「伝わる」行為に変わり、相手からリアクションが生まれてきます。

強いリーダーシップを感じさせる伝え方にもなる、一文一息（ワンセンテンスを一息で、息継ぎせずに話すこと）で話すと間をつくりやすくなり、人を動かすための効果的な手段となります。具体的には、一文を50文字以内にして、結論→理由→例示→結論の４つで構成します。例えば、

「～は、～でした」

「なぜなら、～だからです」

「例えば、～です」

「したがって、～は～です」

のように、文末に「思います」は使用せず、「～です」と言い切って一文ごとに息継ぎします。長く話す場合には、強調したいところのみを一文一息にし、つなぎ言葉（しかし、ところで、つまりなど）を使うようにします。

話を聞くときのテクニックとしては、相手の吐く息のリズムに合わせてうなずく、相づちを打つなどすると、テンポよく話が進み、この人ともっと話したいと思われるようになります。

感謝を伝えるときには、笑顔で、目をみて伝え、「ありがとう」の言葉の前に、

「○○さん、早急にまとめてくれて、ありがとう」

のように、「誰に」「何を」をつけ加えます。その場での感謝に加えて、後日も、

「先日は～に対応してくれて、ありがとう」

のように、以前にしてもらったことへの感謝の気持ちを伝える工夫が必要です。相手にとっても気分よく「次の機会にも同じかそれ以上のことをしよう」というモチベーションにつながり、互いのためによりよい効果が期待できます。

②状況モニタリング

患者・現場・チーム・自分自身の状況を解析・評価し、各々がそれを他のメンバーと共有することで、チームとしてエラー発生を防止します。その際、評価の個人差をなくすために、評価項目を定めます。

同時に、メンバーが互いの健康状態や精神状態を観察し、周囲に悪影響を与えていたり、当人が困っている場合に助言を与えること(Cross Monitoring：クロスモニタリング)が、メンバーの適切な判断・行動を促し、チーム全体のパフォーマンス向上につながります。またこうした状況について、チームの全員が共通の理解・認識をもつようにすることも大切です。

③相互支援

他のメンバーの責任感や、そのときどのくらいの労働負荷がかかっているかなどを

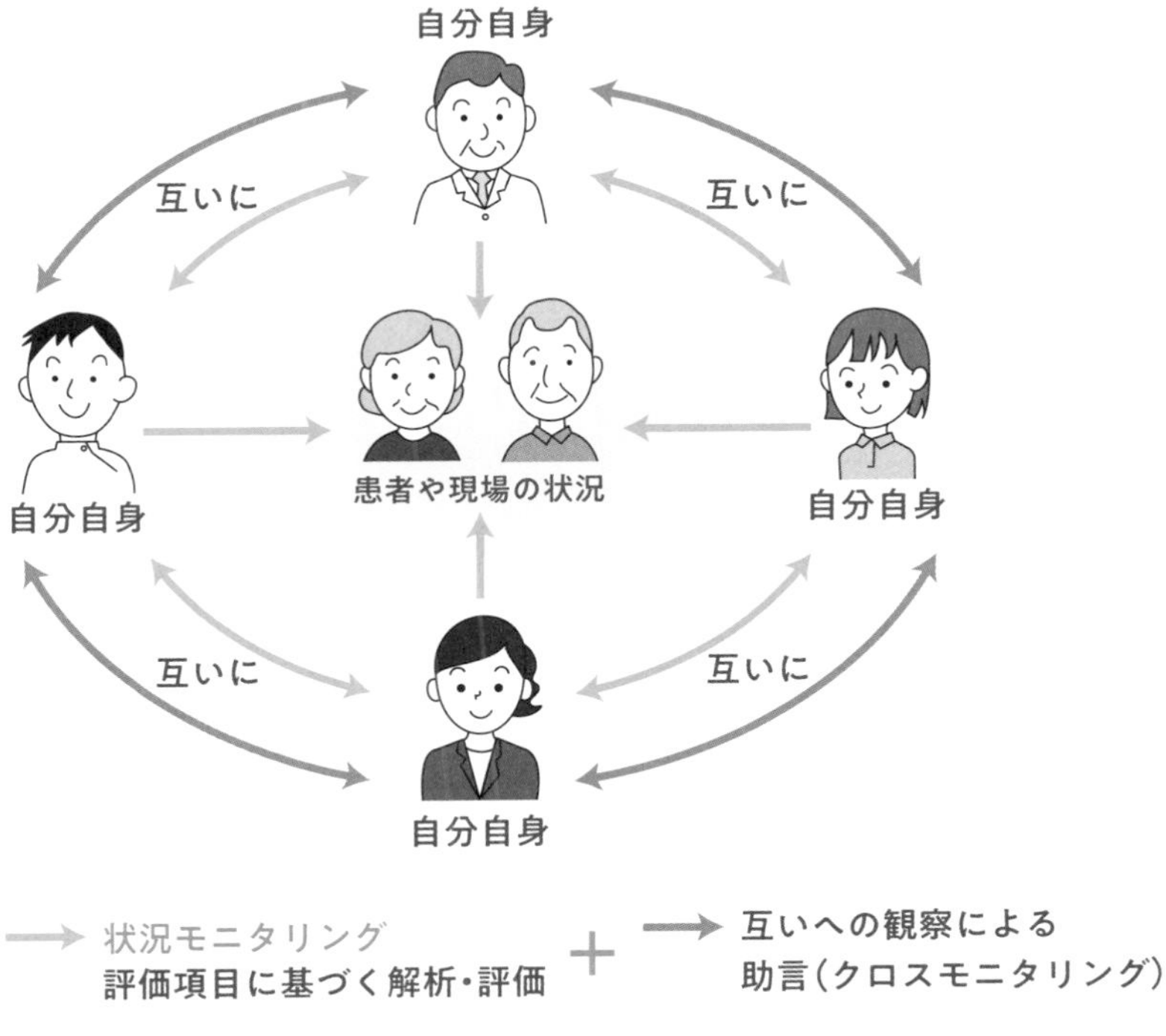

自分自身
互いに
互いに
自分自身
患者や現場の状況
自分自身
互いに
互いに
自分自身
状況モニタリング
評価項目に基づく解析・評価
互いへの観察による
助言(クロスモニタリング)

正確に評価することで、どのような状況でどうしてほしいと感じているかを把握し、業務やそのための知識の取得を支援することを示します。情報や状況を認識しなかったことで誤った判断があった場合には、繰り返してそれを指摘する「2チャレンジルール」、躊躇せずに不安な点や問題と思われる点を指摘する「CUS」などによって、相手を支援する方法があります。

●2チャレンジルール(Two-challenge rule)

例えば、看護師が患者の訴えを医師に伝えても、うまく伝わらないとき、一度伝えたのでよいとするのではなく、2チャレンジ、すなわち二回は言おう、という考え方です。もう一度、医師に伝えるべき内容を伝える努力をします。人は二回以上同じことを言われると、その重要性を理解します。万が一、それでも聞き入れてもらえない場合は、他の看護師にも相談して医師に伝えてもらいます。なかなか困難で勇気が必要ですが、諦めずに伝える努力をします。

●CUS(カス)

I am Concerned(気になります)、I am Uncomfortable(不安です)、This is a Safety issue(これは安全性の問題です)の頭文字をとっています。自分が感じていることを、声をあげて率直に表現する重要性を表します。職種、経験年数に関係なく、患者の安全第一を理由に思ったことは何でも言える、聞ける雰囲気をつくることで、安全性は飛躍的に高くなります。

④コミュニケーション

相手に何かしてほしいときに「これお願い」などの指示だけを伝えると、距離感ができて気持ちの共有ができません。やってもらう理由を説明したうえで指示の内容を伝え、後で、

「どうでしたか」

相互支援の方法

2チャレンジルール

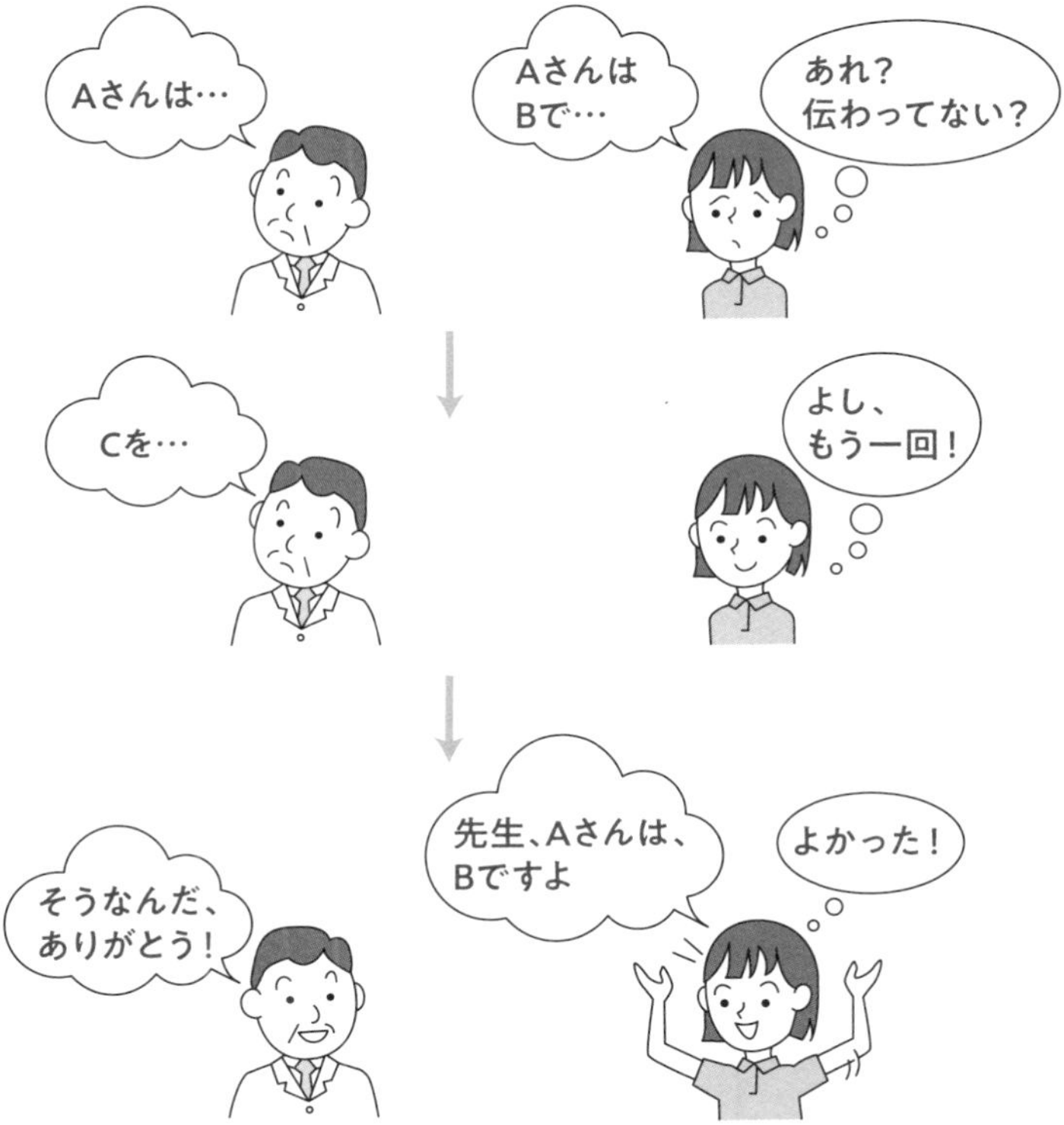

CUS

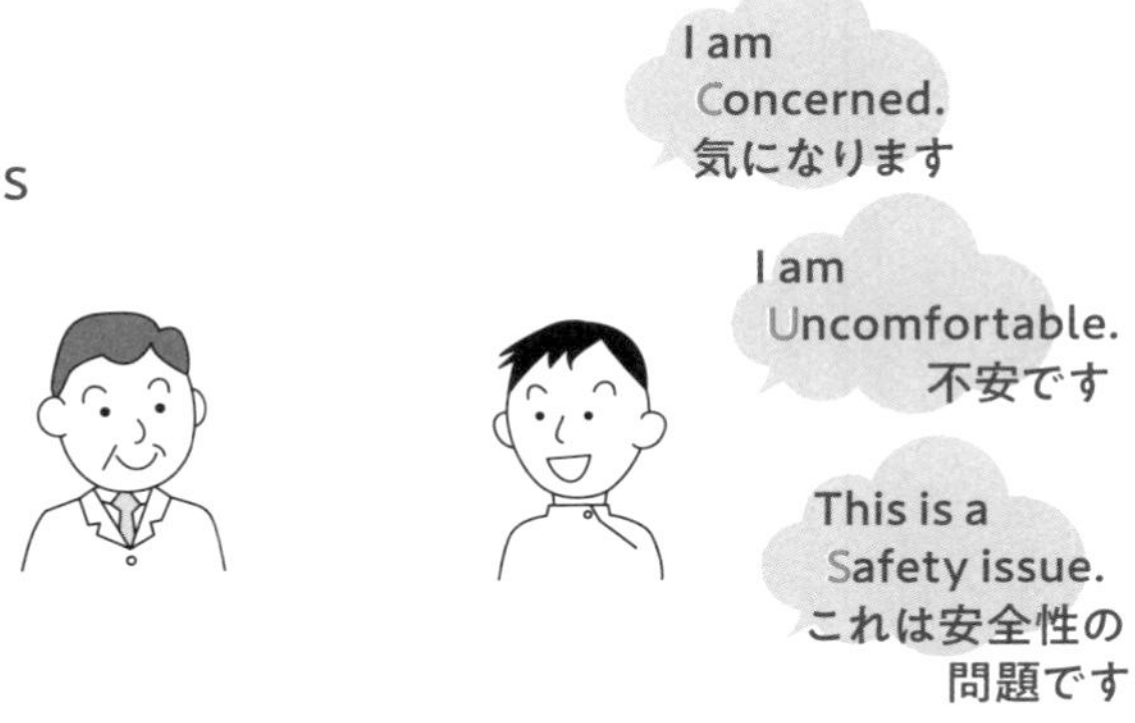

などと話しかけると話が弾み、誤解があった場合にもすぐに解消できます。「これをやってほしいけど、できますか」などとネガティブな言い方は、相手が反発する気持ちを抱いてしまう可能性もあります。

ただ行動だけを求めるのではなく、相手にゆとりを与えることも必要です。

「いつでも協力するので、何かあったら言ってください。手伝います」

と伝えると、相手のやる気を引き出すことができます。メンバーの成長を促すためには、チームとしての取り組みを理解してもらい、それを成し遂げていく過程を共有します。今できていないことがあっても、努力したことやできたことを評価すると、意欲が上がり、効果的です。

大切なのは、優しい気持ちでメンバーに接することができるように、日頃からストレスを発散してリラックスできる方法を見つけておくことです。

5．パワーハラスメントとモラルハラスメント

パワーハラスメント（パワハラ）は、職務上の地位や人間関係などの職場内の優位性を背景に、業務の適正な範囲を超えて、精神的・身体的苦痛を与える、または職場環境を悪化させる行為です。一昔前は、先輩が若手を怒鳴りつけて指導したり、勤務時間外に過度に飲食に誘っていましたが、今はそのようなことは許されません。

モラルハラスメント（モラハラ）は、倫理や道徳に反した嫌がらせを意味し、職務上の地位や人間関係などの職場内の優位性を利用していないことがパワハラと異なります。したがって、先輩のみならず同僚や後輩から受けることもあります。具体的には、嫌味、嫌がらせ、にらみつける、無視、暴言、不機嫌な言動などをとることです。

どのような言動でも、言われた人の感じ方・受け取り方次第でパワハラとモラハラになる可能性があります。互いに協力し合ってこそ仕事は成り立つので、相手を不快にさせるコミュニケーションや態度はとらないように心がけ、業務の適正な範囲内での要求や改善点がある場合には、カンファレンスを利用して医療チームが話し合いで解決すべき時代です。

6. 定期的なカンファレンスの必要性

医療・ケア・倫理観は多様化しています。議論や調整を行うカンファレンスの開催によって医師以外のスタッフが提案をしやすくなり、医師一人の個人的な考えではなく、チームとしての考え方が生まれやすくなります。またスタッフにとっても、医師から病状・医療などについて説明を受けたり、わからないことを質問したり、疑問に思うことを伝え、ケアについて提案することもできます。

リーダーは、一度決めたことでも間違っていると思えば固執することなく、見栄を捨て、頭を柔らかくして客観的に判断し、途中で引き返してでも軌道修正する勇気が必要です。同時に、スタッフが意見や情報を出しやすい雰囲気をつくることも求められます。チームとしてのチェック機能を働かせてそれらを取捨選択し、医療とケアの方向性を決定します。メンバー全員を巻き込んで、全員で考え、一丸となって取り組むことで化学反応が起こり、期待以上のものが生まれます。その結果、各メンバーの個人力もアップします。

教育的な側面からもカンファレンスは効果をもたらします。一般的に人は失敗を積み重ねて成長しますが、医療の場では患者の命に直結するため、教育のための失敗は許されません。カンファレンスを利用して過去の失敗体験を共有することで、実際の失敗を回避しつつも疑似体験の機会をつくることが可能です。

仕事に自信がないわけではなくても、内向型のメンバーもいます。聞き役にまわりたい性格を容易に変えることはできません。それでも日常的に時々は雑談をしたり、話しやすい空気をつくり、カンファレンス中には名指しで発言を求めて、よい意見は褒め、そうでないときも完全に否定しないような配慮が必要です。意見に耳を貸さないメンバーには、言葉よりも真摯な行動を見せると、理解してもらえます。

また、他施設から異動してきた医療従事者には仕事内容や方法に相違点がないかを確認し、当人が相違とその理由を理解してストレスなく働けるように配慮します。同時に、その過程で改善したほうがよい点に気づけば、チーム内で取り入れるかどうか話し合い、よりよい方向を模索することができます。

患者が生活習慣(運動・禁煙・適度の飲酒)、食事療法、薬物療法の指導を守らずに医療目標を達成できないことがあります。そのようなときカンファレンスでは、「患者のせい」ではなく「患者が制限を守れるような指導ができていないせい」と考え、患者が指導を守れるように医療チームも努力するという、逆転の発想をもって議論することも必要です。

7. 看護師の役割

看護師にとって、医師への報告・連絡・相談は基本的な役割です。しかし一方で看護師は、患者や家族らと接する時間が最も長く、かかわりも多いためにその情報をより多くもっており、チーム医療を推進するうえで重要な存在です。その立場を生かし、他職種の役割を理解し、協働して、チームの力を最大限に発揮できるよう努めることが求められます。看護師には、患者のＱＯＬが向上する情報を収集して、医療チームに提供する役割があります。

8. 患者への初期対応

患者への初期対応には、チーム医療に活かすためにいくつかのポイントがあります。

患者との初対面時には、本人と家族らに医療施設のルールを示しておくことで、違反をした場合には注意をしやすくなります。施設で実施できる、またはできない医療とケアの内容についても説明をします。特に高齢者にはよく理解してもらうことが大切です。

また、例えば、

ルール以上のことを、一人の医療従事者がよかれと思って一度やってあげると、それを当たり前と勘違いして要求する患者もいて、やめにくくなってしまいます。

出身地、趣味、好きなことについて聞いておき、そのことについて調べておくなど、患者に興味をもつようにします。それらをチームで把握して、早いうちに患者との信頼関係を構築しておくことは、後々のコミュニケーションに活かされます。こうしたことも平穏で働きやすい環境をつくるためのポイントです。

9. コンプライアンスとコンコーダンス

医療チームの生物学的視点からみた病気を「疾患」、患者の体験的視点からみた症状と解釈が「病い」です。この「病い」について、患者が思う物語をナラティブ（Narrative）と言います。医療チームは、物語と対話に基づく医療（Narrative Based Medicine：ＮＢＭ）を重要視し、コミュニケーションスキルによって患者の語りを引き出し、早すぎる（患者側に準備ができていない）情報提供は行わず、さらに物語には多様性があることを巧みに理解させ、必要に応じて患者が物語の部分修正を意思決定するように導きます。

重要なのは、医療チームが医療を提供し、患者が理解して指示に従っているか（コンプライアンス）ではありません。患者が積極的に医療方針の決定に参加し、反対意見も含めた話し合いを繰り返し、患者が意思決定する過程を共有し、最終的に患者が最良と考える医療とケアを行うこと（コンコーダンス）です。

10. 人生の最終段階における医療とケア

医師は、患者を診断して医療を提供するために問題リストを作成しますが、患者の人生の最終段階におけるすべての問題を解決することは不可能です。したがって、「たとえ治せなくてもＱＯＬをなるべく向上しよう」という考えで、現実的な目標を設定し、アプローチします。

医療従事者と介護従事者は着目点(目標)を共有し、多職種によるチームの共同作業によって、患者と家族らが望む医療とケアを提供します。残された貴重な時間に患者がやりたいことを引き出し、その人らしい日々の実現とよりよいQOL、看取り方、遺族へのグリーフケアなどもできる限り支援します。

人生の最終段階における医療には、解決すべき倫理的課題が多く残っています。非経口的栄養補給を例にとると、経管栄養(経鼻胃管チューブ挿入、経皮内視鏡的胃瘻造設術)と静脈栄養(高カロリー輸液)がありますが、口から食事できない場合の栄養補給は、病状によってはただ生きながらえているように考えられることもあって、本人の意思はどうだったのかと疑念がわくこともあります。日本には、人工栄養の中止や差し控えに関する社会的合意形成はありません。非経口的栄養補給は、医療か、基本的なケアか、または両方のバランスかという議論もあります。患者が拒否したり、チューブや点滴を抜去した場合には中止してもよいか、意思表示できない場合にはどのようにするかなどの問題もあります。

間違いとは言い切れない選択肢はいくつもあります。医療チームはしっかりと倫理観をもち、患者や家族らと日常の臨床に立ち向かわなければなりません。

＊＊＊

第4章

患者とのコミュニケーション

1. 医療倫理と臨床倫理

医療従事者は、常に医療倫理の四大原則を考慮したコミュニケーションを行う必要があります。これは日常臨床で遭遇する種々の倫理的な問題を解く際に有用な指標です。

- 本人の自由意思による決定を尊重して敬意を示す(自立の尊重)
- 対象となる患者に危害を加えないようにする(無危害)
- 対象となる患者のために最善を尽くす(善行)
- 対象となる患者を対等に扱い、専門知識に基づいて限られた医療資源の配分を正しく行う(正義)

医療倫理は、医療法および日本医師会の「医の倫理綱領」と「医師の職業倫理指針」に準拠しています。医療チームは、患者の病気だけをみて病状や治療法の説明を行うのではありません。病気を抱えた患者の意思を尊重し、その利益および権利(公正な医療を受ける権利と拒否する権利)を優先・擁護します。また、医療について患者と対等な立場で話し合い、患者の心身の状況を理解して、その状況に応じた適切な医療を提供しなければなりません。患者が医療を拒否しても説明を繰り返しながら、人類愛を基に患者が人生を全うできるように支援します。

臨床倫理は、多職種で構成された医療チームが各専門職の職業倫理を認識して相互に敬意を払ったうえで、医学的判断を基礎として、医療とケアにかかわる疑問・葛藤に対し、気遣い・信頼などを頼りに個々の事例を分析して解決に至るアプローチです。法律だけを根拠にするのではなく、患者・家族らと医療チームの立場や考えの違いから生じるさまざまな問題を分析して、実際に考えられる多くの選択肢をあげます。また、それぞれの価値観を尊重しながら関係者全員が納得できる最善の解決策を模索し、できる限り多方面から十分に吟味して決断を下します。

さらに、気遣い・信頼・愛情などをもって個々の患者に対応するコミュニケーションが必要です。患者の願いは、症状の原因となっている病いが早く見つかって、治り、症状がなくなることです。科学的な説明よりも、まずは症状を詳しく聴きとり、患者が症状や病いについてどのように思っているかを確認していきます。

2. 話を聴くための準備と心構え

患者との面談を開始する前に、患者・家族らが感じる不安・不快感を最小限にするための環境を整備する必要があります。患者のプライバシーを守るため、できるだけ個室で話します。病棟で、そのような個室がない場合は、病室のカーテンを引きます。特にベッドサイドでは、患者と同じ高さになるように椅子に座って話します。座って向き合うことは、患者の話を聴くというサインになります。座ることで、患者の話を聴く姿勢でいると感じさせます。また、患者との間に遮るものがないように向き合います。このときに、目線が上方から(見下ろし)にならないように注意し、同じ高さにすると威圧感がなくなります。

相手に敬意を示さないと、わずかな時間でも無礼かつ不作法な印象を与えてしまいます。人は初対面の相手を見かけや立ち居振る舞いで判断するものなので、注意が必要です。

挨拶は会話のきっかけとなり、聴き上手の第一歩です。顔をみて笑顔で挨拶することが肝心です。患者の名前を確認し、自己紹介をして、自分が誰で、何をしている人物なのかを伝えます。それから相手の緊張感を和らげ

る言葉遣いで、

「今日は、～からお越しいただいたそうですね。診療情報提供書に経過は書かれていますが、いろいろなお話を聴かせてくださいね」

のように話します。次から次へと説明したり、理路整然とスマートに言葉を並べ立てるのではなく、この人とはウマが合う、安心感があり、また診て(看て)ほしい、と思わせるために十分に話を聴く医療従事者になることです。会話の温度が読めないと患者との距離が縮まらないので、患者の緊張がほぐれてから質問します。

「雨がひどくて、来られるのが大変でしたね」

「今日は混んでいて、長時間お待ちいただいてすみませんでした。ご気分はいかがですか」

などと、患者・家族らの労をねぎらうことも、面談を開始する際の緊張緩和に役立ちます。

話を聴くときは、視線は患者の口元をみて、時々目をみながらうなずき、穏やかな笑顔で接します。面談の内容や患者の様子によっては、最後に親しみを込めてそっと腕に触れることも、時として大きな意味をもちます。

言葉遣いは、

「～してください」ではなく、「～していただけませんか」「～をお願いいたします」、

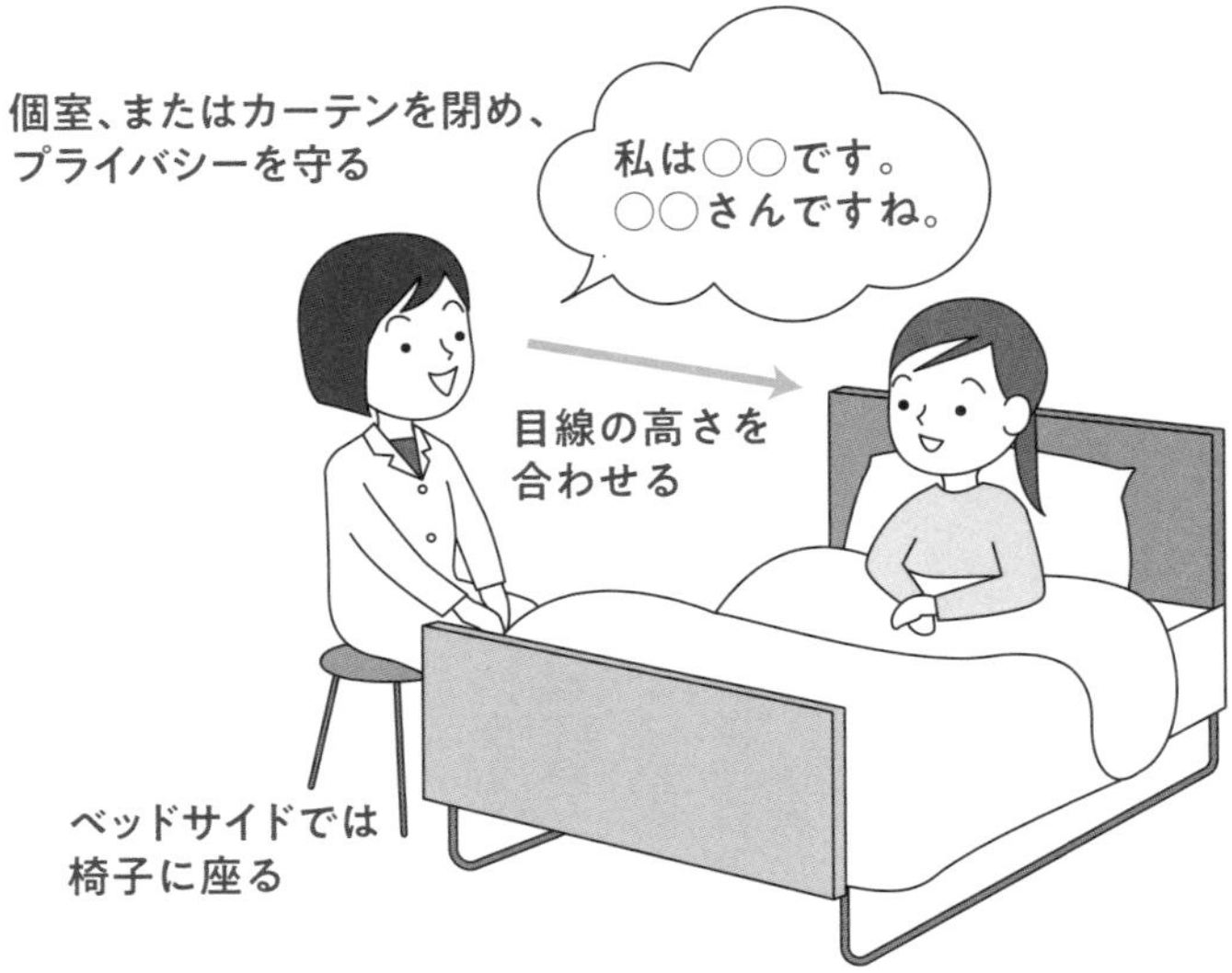
個室、またはカーテンを閉め、プライバシーを守る
私は○○です。○○さんですね。
目線の高さを合わせる
ベッドサイドでは椅子に座る

「～はどうですか」ではなく、「～はいかがでしょうか」「～はよろしいでしょうか」、「すみません」ではなく、「申し訳ございません」「失礼いたしました」などを使用すべきです。

- 受容（相手を受け入れる）
- 敬意（相手を見下さない）
- 尊重（相手の意見を無視しない）
- 共感（傾聴とうなずき）
- 信頼（約束を守る）
- 誠意（笑顔と挨拶と行動）

が基本的な姿勢です。

医療施設では過剰でていねいすぎる敬語はふさわしくなく、患者がリラックスして何でも話せる環境が必要です。丁寧語をうまく使うことがポイントとなりますので、「です」「ます」を語尾につけて話します。会話の最初に「おはようございます」などの挨拶をして、最後に「それでは後ほど参ります」などと言います。さらに、必要に応じてリラックスできるような話題を加えます。行きすぎた「馴れ馴れしさ」によって患者との関係性が崩れることもあります。あくまで「親しみ」によって生まれる、よい距離感が大切です。敬語を適切に使って、よりよい関係を構築します。尊重・認知・正直を大切にしてください。次にあげる五つを常に心がけます。

①患者の立場になって話を聴く
②たとえ自分の価値観と違っていても患者の考え方を大切にする
③患者の心を受け止め、認知する
④嘘をついていると思っても、話すことを言葉通り受け止めて、否定しない

⑤知った振りをしないで、わからないことは「わからない」と素直に話す

医師は患者の立場になって、わかりにくい医学用語は使わずに、できるだけわかりやすい言葉に言い換え、

「お腹が柔らかく、すぐに手術が必要な状態ではないですから、心配しないで大丈夫ですよ。今日は飲み薬で様子をみましょう」

のように説明します。

看護師は、医療従事者のなかで患者・家族らと接する時間が最も長く、患者・家族らの希望・不安・不満などを聴く機会も多いと思います。情報を得たら、直ちに医師に伝えるよう心がけます。

3. 患者との面談──適切なコミュニケーションの手順

①患者の話を促す

患者が話をしている間は話しかけず、話し終えるのを待ってから、話を始めます。多弁な患者の話題を方向づけるなどの必要がない限り、遮らないようにします。第2章　3．聴く力を磨く(18頁)を参考に、聴き上手に徹します。

「ご自分の病気をどういうものだと思っていましたか」

などの質問で、自身の病気に関してどの程度理解しているのかを確認します。患者が病気を否認するようなときには、すぐに問い詰める態度をとってはいけません。信頼関係を構築するためにも、患者の話し方から表される

感情に注意を払う必要があります。

②患者の話に理解を示す

次のようにすると、患者の話をしっかり受け止めたと理解されます。

- 患者の話から得たキーワード(一つか二つ程度)を話の始めに取り入れる
- 患者の話したことを別の言葉で繰り返す
- 患者が話したことに解釈を加える

また、第2章 3．聴く力を磨く ③相づち(19頁)を参考に、患者の話に沿った適切なうなずきや、「そうなのですね」などの相づちを打つことも有効です。同意したわけではなくとも、患者には話した内容を支持されたことが伝わります。

③患者の話に応答する

応答のポイントは、気取らず自分の言葉でゆっくり話すことと、責めるような言葉を避けて肯定的な言葉を使い、患者の心を開くことです。

閉じられた質問・開かれた質問(第1章 コミュニケーションの基本 3．質問の方法(12頁))などを駆使して適切な応答を心がけます。閉じられた質問は病歴聴取のための主要な要素であり、特定の情報を迅速に集めるのに効果的な方法です。しかし質問に対して患者がどのように解釈し、どのように感じたかなどについては回答に表れないので、尋ねられていないことには話題が至りません。開かれた質問は「あなたはどう思いますか」のように自由に答えさせるものであり、方向性を探っている場合や相手の考えを知りたい場合にはきわめて有効です。

必ずしも完全な応答が求められるわけではありません。しかし、患者の感情に気づかないまま応答しても、患者の不安を取り除くことにはつながりません。患者の感情を理解して初めて、共感的な応答ができて、患者の苦悩を軽減することが可能です。そのときの患者の心情が理解できて会話の展開に確信がもてる場合は、

「あなたはそのように感じるのですね」

などのように共感的な応答を行います。声の大きさ・トーン・スピード、身振り・手振りを患者に合わせると、安心感や信頼感につながり、良好なコミュニケーションを促進します。反対に、患者の感じていることが理解できない場合は、十分理解できるようになるまで開かれた質問をします。

開かれた質問と共感的な応答には大きな労力を要しますが、得られる情報量は多く、患者との関係を時間とともによくすることができるはずです。共感とは、相手の気持ちを理解して受け止めることです。すべてに同意する必要はなく、患者の気持ちを尊重すればよいのです。どうしたら患者を支えることができるか、考えること自体が雰囲気となって患者に伝わります。

④患者の話を確認する

話の区切りのよいところで患者の話した内容を要約して繰り返し、患者の気持ちを間違いなく理解できているかを確認します。

⑤患者が知りたい程度を理解する

「今の状況について、どの程度知りたいですか」

「先生から、もっと詳しく説明してほしいことはありますか」

などの質問をします。何を望むかを尋ねることは、患者の希望に添うことです。ほとんどの患者はすべての情報

提供を求めますが、なかにはそうでない患者もいます。知りたくないという気持ちを表す機会を奪わずに、なおかつ医療とケアの方針について話し合うことも可能です。

⑥患者が知っておくべき情報を理解させる

患者が理解していることに補足したり、誤って理解している部分を患者の言葉を用いて修正します。患者は病状の理解度を確認されると、真剣に受け止められていると実感することができます。

難しい医学用語は使わず、わかりやすい言葉に言い換えたり、日常用語を使い、

「お腹が柔らかく、腸の音も正常なので大丈夫です」

「胸のレントゲン写真の、この白い部分は、正常な場合には黒く映るので、なにか異常があります」

「このおくすりを飲んだあと、少しふらふらして気持ち悪くなるかもしれません。そのときは教えてくださいね」

のように、ゆっくり説明します。

「少し戸惑われたことと思いますが、私の言っていることが大体わかりましたか」

「このことはよくわかりましたか」

などの質問で、伝えた情報がどのように理解されているかを確認することも大切です。

深刻な予後に関する情報は、

「そうですね、病状はそれよりもっと深刻なようです」

などの言葉で患者の反応をみながら、段階を追って少しずつ情報を提供します。

⑦情報の共有

診断・医療とケアの計画・予後についての情報を患者と共有するために、面談では、重要な情報を患者が理解しているかどうか復唱してもらうなどして、両者の理解に食い違いがないか確認します。

⑧患者の不安を引き出す

医療従事者は、患者が最も不安に感じていることを引き出して、理解する必要があります。精神的な要因がある場合には時間をかけ、少しずつ核心に迫ります。

「もう少し、ここがこうなったらいいな、ということはありますか」

「何か他にお手伝いできることはありませんか」

「どのように応援していけばよいですか」

「目標に合わせてお手伝いしたいと思っていますが、どんなことを目標にされていますか」

などの言葉をかけ、医療従事者が患者の思いに歩み寄り、支援されていると感じてもらうようにします。病状や医療について患者の理解が間違っていれば、理解できるまで話し合います。大切にしたいことや、どのように過ごしたいかを尋ねると、今後の生き方や目標を考えるきっかけになり、患者にとっての優先順位を理解することもできます。

⑨今後の計画を伝える

ここまで聴いてきた患者の話の内容に対して、家族らと一緒に医師から説明を受ける機会を設けることを提案し、支援することを伝えます。必ずしも患者の考え方に同意する必要はありませんが、支援のためにはその考えに耳を傾け、よき理解者になるように心がけます。

今後について計画を立て、道筋をつけることは、患者と取り組む第一歩です。自分に対する支援であると患者自身が感じることが、その後の医療従事者との関係を決定づけるのです。

医学的・心理的問題にはどちらにも解決できるものとできないものがあり、その違いを理解してもらうことが大切です。患者が幻滅し、医療従事者に対する不信感を抱くことになってはならないからです。計画には多くの不確定要素が含まれていることを明らかにしておきます。わからないことは「わかりません」と答え、できる限り複数の選択肢を示すよう努めます。

また、重大な話の核心に触れる前には、

「ご自分の病気をどのように思っていますか」

と患者の理解度をはかり、

「ご気分はいかがですか」

と患者の容体が話の内容に耐えられるかを確認します。

⑩患者に最後に話すこと

その場で話し合ったことの要約をして伝え、今後の約束をした後に、

「今、何か私にご質問はありますか」

と確認します。続いて励ましの言葉などをかけた後、

「今日はここで一段落にしますが、何かありましたら、看護師に私を呼ぶように話していただければ、いつでも、できるだけ早く駆けつけます」

「またお困りのことがあれば、いつでも声をかけてください」

などと伝え、面談を終了するのがよいでしょう。

4. 患者の言動を改めさせるときの配慮

患者に注意をするときには、解決すべき事柄を明確にし、そうなった原因を究明し、改善のためにすべきことを検討してから、話をするようにします。

まず患者を受容し、敬意を忘れないよう心がける必要があります。意見を尊重(同意ではない)し、可能であれば共感的理解を示します。表情や態度で相手の感情を見極め、よく考慮して意見を交換します。規律を大切にすることは強調しますが、一方的、命令的になってはいけません。双方が建設的に順序よく話し合えるよう努め、理解度を確認し、説得しようとするのではなく理解してもらうようにします。

話し合いを難しくするのは、続いて述べるように①事実、②感情、③状況の三つの要因をめぐって起こる理解の相違です。コミュニケーションを難しくしてしまわないように、相手のなかに敵意を芽生えさせないことも大切です。相手の心のなかに足場を見つけて、言動が改まるきっかけにします。

①事実

「事実はこうだ」と思い込んでしまったり、患者の意図を勝手に憶測するようなことがないようにします。自分は本当に正しいのかということを、常に自分自身に問うことも必要です。

人は、過去の経験に影響され、それぞれが異なるルールを暗黙のうちに適用するものです。そして、自分の利益を優先し、他人に厳しく、自分に甘いものです。要するに、人は一人一人違う解釈をするものなのです。大切なのは、相手の意図を邪推せず、本当に言いたいことや感じていることに耳を傾けることです。患者の意図を憶測から決めつけず、話題に好奇心をもって入り込み、考えを理解しようと努めることです。

また、相手を責めるだけでは何も生まれないことも理解しましょう。

責めすぎれば相手は反発するため、問題の本当の原因を明らかにして修正する妨げとなります。何が患者の反発を引き起こしたのか、自分の何がそうさせたかを考えてみます。自分が信じる善意を押しつけることなく、時間をかけて解決し、患者に必要以上の重荷を負わせないよう努めます。相手の立場や、傍観者の立場で考えてみると、解決の糸口を見つけられることもあるものです。

患者に何を変えてもらいたいのか、そうすることがどのように役立つかを明確に伝えると患者から理解を得やすくなります。

②感情

相手の感情を受け止めることを避けてはいけません。また、自分の感情をうまくコントロールできているかを常に自分自身に問うことも必要です。

難しくなってしまった関係を変えるには、自らの反応の仕方を変え、相手を自分とのコミュニケーションに招き入れるしかありません。相手を説得して自分の思い通りにするのではなく、起こったことを相手の立場で理解するとともに、自分の立場を理解してもらうことがポイントです。互いの感情を分かち合って理解し合い、先に進む方法を話し合うようにします。

難しい人間関係の中心にはいつも感情という問題があり、それを無視すると事態は深刻になります。相手に感情が伝わらないという感覚は苛立ちとなって会話に表れるので、まずは患者の言い分をすべて言わせ、その陰にある本音を素早く見つけるようにします。自分の感情のままに怒りをぶちまけてはいけません。感情問題を打開するためには、「自分は理解されている」と相手に感じさせる必要があるのです。

相手を責めすぎて追い詰めないように、「あなたは約束を破った」という言い方は避け、

「私は失望しました」

と主語を自分にして話します。

③状況

双方が必要以上の不安を感じていると、じっくりと解決に取り組むことができません。自分の不安をうまくコントロールできているか、常に自分自身に問うことも必要です。

〈ネゴシエーション〉

意思疎通の改善、意識合わせ、共通理解の確認、不協和音の改善、レベルアップなどに向けた、合意・調整・変革・改革のための話し合いをネゴシエーションと言います。解決しなければならない問題、その問題における原因、問題を改善する対策の三つが、その要素です。

受容する心、敬意を忘れないこと、相手の意見を尊重すること（同意ではない）、共感的理解を示すことがネゴシエーションに必要です。前提として日頃から信頼関係を構築しておくこと、傾聴を心がけることが必要です。「あなたに協力します」という姿勢が重要なポイントであり、優れたネゴシエーションは、日頃のコミュニケーションや信頼関係のうえに成り立つものなのです。ひどい迷惑行為の問題解決に譲歩はあり得ませんが、ネゴシエーションとは対立することではありません。ともによくなるwin-winの関係をもたらすものと心得ます。

準備としては話し合いの環境とそのタイミングを決め、前もって話の内容を組み立てておきます。問題をどの

程度解決するのか、忠告程度に留めておくのか、医療チームの提案をまとめておきます。

ネゴシエーションの場では、医師とその他の医療従事者が役割を分担することも大切です。医師は理路整然と対応し、その他の医療従事者は患者の感情に注意を払い、解決に導くアドバイスをすると効果的です。最終的には、許容できる範囲内であれば患者の価値観に近い案を考慮してもよいと思います。

＊＊＊

第5章

コミュニケーションの実際

言葉遣いや態度から「おそらくこんな患者だろう」と先入観をもってしまわないことが大切です。まずはよい聴き役になり、会話を通じて患者の本質を理解し、力になれるように支援します。

話し合いにより、認知機能の低下や、抑うつ状態などの精神疾患が疑われる場合には、専門医の受診を勧めます。話し合いを繰り返しても理解が得られない場合には、施設の方針に従って対応します。また、モンスターペイシェントや、暴力・暴言など医療従事者にとって危険性がある場合には、安全を確保するために警備員とともに複数の医療従事者で対応する必要があります。

1. 患者に言いにくいことを知らせるとき

「ちょっと大切なお話があるのですが、今よろしいでしょうか」

「ぜひお伝えしたい話があるのですが、今からお時間をいただけますでしょうか」

などのように、患者に許可をとって心の準備をさせます。

2. 気難しい患者

●性格要因（いつも不機嫌でわがままな患者や非協力的な患者など）

●コミュニケーション要因（会話がうまく成立しない）
●不満要因（入院などしたくないと感じている）
●態度要因（医療を受けることを承諾していない）

などにより気難しい患者はいるものです。扱いにくいと思う前に、医療チームからのコミュニケーション不足はないか、何らかの理由で全人的苦痛が隠されているのではないか、と考えます。どんな患者にも礼儀正しく接し、怒ったら負けという気持ちでいなければなりません。気難しい患者でもペーシング（第2章　3．聴く力を磨く（18頁））しながら接し続けることで態度が変わることもあります。希望を捨ててはいけません。

医療従事者のなかに患者が話しやすい人がいれば、その人が接することによって心を開いてくれることもあります。天気の話題や、定期的に通院している患者であれば興味のありそうな最近の話題を振ってみたり、睡眠状態などを問いかけてみます。患者の話に相づちを打ち、さらに話が弾むような質問をして、患者のよい点（家庭血圧を休まず測定していることなど）や患者の変化（髪型など）を見逃さず褒める「褒め上手」になることや、時々冗談を交えてユーモアを示す「ユーモア上手」になることも一つの方法です。

3．無口な患者

患者の声と同程度の音量で、間をとりながら、ペースを合わせてゆっくり話します。患者が深刻な表情であれば、真剣な表情で対応する配慮が必要です。このような患者の場合、入院時など初対面のときには、入室時は小さくノックして入り、ゆっくりとそばに座るようにするとよいでしょう。

「今日はいかがでしたか」

「何だか元気がないように見えますけど、何か気がかりなことでもありますか」

などと話しかけると対話のきっかけになります。患者が緊張している場合には、共感の言葉で、

「緊張しちゃいますよね」

「いきなり聞かれても、答えられませんよね」

などと話します。まずは、「はい」か「いいえ」で答えられる質問から始め、次に、

「食欲はありますか」

「調子が悪くて来られたのですね」

などの閉じられた質問をします。会話のキャッチボールを複数回行えたら、

「食欲はいかがですか」

「調子はいかがですか」

などの簡単に具体的に答えられる、開かれた質問に移行します。このとき、患者が「大丈夫です」などと返答して会話が止まってしまうこともあります。これが開かれた質問の落とし穴です。そのような場合には、話を他の話題に変えますが、無理に聞き出すことのないように注意します。


患者のほんの些細な一言のなかに、会話を発展させるヒントとなる言葉が潜んでいる可能性があります。何気ない日常会話のなかにも、その人らしさや人格が表れ、共感したくなることが見つかりますので、患者自ら語ってもらうことに意味があります。

4．孤独な患者

時間をかけて話を聴いてあげることがポイントです。

そうすることで孤独ではない、理解しようとしてくれる人がいる、と感じてもらいます。初めは何を話せばよいかわからないようにみえますが、聴き役となって、質問をすることで興味をもっていると伝わるようにします。

5．無視をする患者

患者の人間性を尊重します。

間にある壁を認め、その壁の中には入らないようにして、嫌悪感を抱かれない程度に患者と向き合います。患者から感謝の言葉を聞けなくても、やるべきことを行います。困っているように見えるときには、「人に頼らなければならないときには、皆さんが頼っていますよ。ケアするのが私達の仕事ですので、遠慮せずに気軽に言ってください」

などの言葉をかけます。

6. 言うことを聞かない患者

患者が間違っている場合でも、ＳＤＭによる患者の意思決定過程を共有して尊重する必要があります。

「われわれは、～するのがよいと考えていますが、あなたは～のようにしたいのですね」

「あなたの意思を尊重しますが、われわれは、～するほうがよいと考えています」

などのように伝えます。

患者本人の心の問題に原因があることも考えられますが、指導する側に問題がないと言うことはできず、早期に原因を見つけ、チームで適切に対応します。

言うことを聞かないからと放置することは、あってはならないことです。医療チームはコミュニケーションスキルにより患者の語りを引き出し、物語には多様性があることを巧みに理解させ、自ら行動変容を起こすように対応を続けます。

7. 悩む患者

「いかがですか、まだ慣れないですよね」

などと否定形の同調で話をすると、患者も話しやすくなります。

8．恥ずかしい思いをした患者

「私もありましたよ」

「名前は言えないけど、他の患者さんも同じようなことがありましたよ」

などと話し、誰にでも起こり得ることを伝えると、患者の恥ずかしさが薄らぎ、話しやすくなります。

9．苦手な患者

人は憎むより愛するほうが、恨むより許すほうが疲れないといいます。心を受け止めると書いて、愛と読むのです。苦手と思うよりも患者の心を受け止め、欠点と思われるようなところも「これは個性ですね」と褒めるように、苦手意識をなくす努力をします。

10. 患者の意見に反論するとき

患者の意見を尊重する姿勢を損なわずに、

「これから、あなたが言うこととの違いを話しますよ」

とやんわりと伝えます。その後、

「おっしゃる通りですが」

「ご存じかもしれませんが」

「そのことはよくわかるのですが、ただ〜」

などのように相手を認めたうえで、反論します。

11. 生活習慣(運動・禁煙・適度の飲酒)、食事療法、薬物療法の指導を守れない患者

患者の気持ちをよく聴き、「喫煙は体に悪いことはわかっていますが、やめられません」「運動は大事なことはわかるのですが、足腰が弱くてできません」「自分は一人で、ほとんどが外食なので、食事療法ができません」「薬に頼るのは嫌なので、薬は飲みたくありません」などのような患者の守れない理由を理解します。

患者の健康行動を傾聴し、運動療法、禁煙、適度の飲酒、食事療法、薬物療法のなかで守れることを把握して、

自己調整スキルの向上（行動変容）につなげることがポイントです。しかし、薄々感じていることを改めて指導されたり、「～はやめましょう」という指導により、本人が大切にしている自由を奪われそうだと感じると、それを確保しようと怒りや敵意が生まれることがあります。まずは、患者のできる一つのことに着目し、行動変容につなげます。複数の方法がある場合には、

「あなたが選ぶことができます」

と選択肢があることを伝えます。

また、「～をしてください」「～をしましょう」ではなく、

「病気の進行を遅らせるためにできる方法は～（A、BまたはCなど）がありますが、ご自身は、まず、どれから取り組むのがよいとお考えですか」

などのように複数の選択肢から、患者自らが選ぶ機会を与えるのがポイントです。

患者が無視しにくい主治医や家族らから提案することも有効です。行動変容の継続は容易ではありません。患者が物語を自己修正して行動変容をした理由を把握するとともに、その行動を褒め続けると、患者自身が努力をしている自覚と自信をもち、継続につながります。

①否定語を使わない

「なぜ食事療法ができなかったのですか」などのように過去のことを否定的に確認すると、相手は責められたことばかりを強く感じて反感が芽生え、コミュニケーションが建設的に発展しなくなります。

「～のような症状はありませんでしたか」

「～が高いので、何か思い当たることはありませんか」

「外食やイベントはありませんでしたか」

「～だったのですね」

「次回は、～を目指していきましょうね」

などの患者の行動を否定しない話し方が有効です。

②指導する側の気持ちを伝える

第2章　コミュニケーションのテクニックと注意点（15頁）を参考に、相手の行為や言葉を否定せず、それによって医療従事者自身がどんな気持ちになったかを伝える言い方に変えると、メッセージがよく伝わります。具体的には「駄目じゃないですか」ではなく、

「そうなんですね、残念です。明日からまた頑張っていただけると、私はとても嬉しいです」

のように話します。

③前向きに話す

「明日から食事療法を実行するためには、何に気をつけたらよいと思われますか」

のように未来型・肯定型の質問にすると明るいイメージがわき、意欲が高まります。

④主語をモノにする

「食事療法をできなかった原因は、なんだったのでしょうか」

のように、過去の原因分析には人ではなくモノ（理由、原因など）を主語にして質問するとよいでしょう。

〈指導を守れない患者との会話例〉

医療従事者「今日は血糖値が高いですね。次回は注意しましょう」

患者「ついつい食べたり飲んだりしてしまうんだよ」

医療従事者（患者の訴えを情報として捉え、問題点を確認する）「ついつい食べたり飲んだりしてしまう理由はなんでしょうね」

患者「今日は暇だったから好きなことをしたんだ。早く死んでもいいから」

医療従事者（訴えを患者自身の気がかりや苦悩の表出として捉え、傾聴する）「今日は時間がたくさんあって、ついつい食べたり飲んだりしてしまったのですね」「明日からはどうしたらいいと思いますか」

患者が信頼する人から、その意思の改善を求められると、医療に向き合うきっかけとなります。まずは医療従事者が、患者から信頼されるように努力することが必要です。

〈食事療法を指導してもどうしても守れない患者〉

無理強いはせず、指導はいったん中止します。まずは患者の生活習慣と、食事についての考え方を理解して、全人的苦痛（第7章　人生の最終段階にある患者とのコミュニケーション　1．全人的苦痛とコミュニケーション（112頁））のケアを行い、共感的態度で接します。患者による気持ちの言語化があったときには信頼が芽生え始めており、患者の気持ちを考慮しながらのかかわりと動機づけを行います。

患者自ら食事療法の修正に取り組むとなったときは、管理栄養士や栄養士による栄養指導が効果的です。

〈服薬を守らない患者〉

「服薬を忘れるのはどのようなときですか」

のように状況を確認します。

忘れるのではなく、服薬しない意思がある場合には、次の会話例のように、患者自身の行動と治療の間にある矛盾の存在に、質問によって気づかせることが大切です。即答できない場合には、急かさないようにします。なお、最終的には患者の意思決定を尊重する必要があります。

〈服薬しない患者との会話例〉

医療従事者「服用しない理由は何でしょうか」

患者「副作用があるから。あまり話を信用できないので、病院を変えようかな」

医療従事者「副作用が出るような薬を処方する先生は信頼できないから、別の病院に移ろうと思っているのですね」「まだ別の病院に移っていないのは、何か気になることがあるからですか」

患者「この病院には長くかかっているから」

医療従事者「この服用していないおくすりには副作用がありますが、別の病院にかかっても処方されるおくすりですよ。どうしましょうか。迷っていらっしゃるのですね」

ここで、患者に思いを話してもらいます。そのなかで矛盾を理解したことを確認します。

医療従事者「今、お話しいただいたことで、先生に知ってもらいたいことは、どのようなことですか」「飲んでいない種類のおくすりが、どのようになったらよいでしょうか。先生に直接お話ししにくいようでしたら、私からあなたの気持をお伝えしましょうか」

12. 指導を聞かない患者

穏やかな表情で、

「今日は折り入って大切なお話があります。時間をいただけますでしょうか」

のように、話し合いをする準備をさせます。具体的にわかりやすい言葉で、

「間食をやめて、一日1200キロカロリーに抑えるよう頑張ってください。なぜかというと、このままの血糖コントロール状態が続くと、腎臓も、眼の状態も、さらに悪化するからです」

のように指導する側の要望と、その理由を説明します。患者が同意した場合には、

「次回、あなたが頑張った成果を血液検査で確かめてみましょう。頑張ってくださいね」

と話します。同意が得られない場合には、

「あなたが間食をやめられない理由を教えていただけませんか」

のように開かれた質問をして、理由を把握するようにします。

13. 指導内容を守っても病状が進行して悩む慢性疾患患者

治療により将来のリスクが明確に低下する疾患では、そのリスクを強調した、「~なので、~をしたら防ぐこ

とが高確率でできます」などと話すことができますが、治らない慢性疾患で将来重篤な合併症を招きやすい糖尿病、慢性腎臓病などではコミュニケーションの内容をよく考える必要があります。

「一生懸命に生活指導と食事療法を守って、薬も服用して頑張っていますが、なぜ悪くなるのでしょうか」などと悩んでいる患者に対しては、病気について、どのように理解しているのかを傾聴するとともに好きなこと、楽しいことを聴きます。

「この病気を治す方法は現時点では発見されていません、生活指導・食事療法・薬物療法を守れば、その進行スピードは緩やかになりますが、個人差もあります。ストレスが溜まりすぎると別の病気も発症してしまいますので、あなたが病気のことを正しく理解し、納得されるのでしたら、時には息抜きをすることも必要です」

「人間、誰にでも寿命がありますから、せっかくなら、その楽しいことをやりながら病気とつき合うのはいかがですか。私は、あなたとずっと一緒に歩んで、この病気と闘いたいと思います」

などのように話します。

14．横暴な患者

安全を確保

複数で対応

許容できないような言動に対しても、まずはできる限りの寛容を示し、落ち着いた優しい口調で話します。毅然として施設のルールを伝えながらも、穏やかに対応することが大切です。例えば、

「寒くて風邪ひきそうだから、早く部屋の温度を上げてくれよ」

などと言われた場合は、

「当院の室温ルールは、室温計により27～28度で全室管理しています。お一人が寒いからといって温度調整することはできません。ですので、寒いとおっしゃるならば、インターネットで温かい毛布などを探しましょうか」と伝え、個別の温度調整をやんわり断ると、患者の攻撃的な言動は静まります。

「非常にお辛い気持ちはお察ししますが、他の患者さんのご迷惑にならないようお願いします」

「たとえどんなことでも、あなたの話を伺います。しかし、私達はマナーを守って話をしなければなりません」

などと接するのがよく、これで落ち着かない場合には別室で対応します。

ゴミ箱があるにもかかわらず、「このゴミを捨てておいてくれ」と言われたときは、「ここにゴミ箱がありますので、次からはここに捨ててください」と言うよりは、次のように話すと効果的です。

「ここにあるゴミ箱に捨てて構いません。他の患者さんにも同じようにお願いしておりますので、ご協力をお願いいたします」

これらのように対応してもうまくいかない場合には、家族らも交えて話し合い、患者の行動が危険である場合には警備員にも同席を求めます。

親切心からルール以上のことをしてあげると、それを当たり前と勘違いしてしまう患者もいます。スタッフが忙しいときにも同様に要求してくるようになり、患者の意向通りにならないと横柄な態度をとったり、迷惑行為に発展することもあります。これは、夫婦関係とも似ています。優しく、わがままを許しているうちに、相手の行動が徐々にエスカレートしていきます。ついに我慢できなくなって注意すると、横柄な態度をとってその行動を継続しようとします。小さな子どもと同様です。

最初の対応が肝心で、

「普段はできないルールですが、今回は～なので、特別に行います」

のように伝え、次回も同じことを要求してきたときには、できない理由を即時にはっきり伝えることがポイント

です。また、あとになって、

「〇〇さんから聞いたのですが」

と注意をするのは、スタッフへの不信感が募ってしまうので、その場で伝えるようにします。

15. 話し方が乱暴な患者

「お前、背中が痒いから早く掻けよ」などのように言われた場合は、直ちに、

「お前とはどなたのことですか、早く掻け、とはどなたに言われたのですか」

と周りに伝わる声で話します。周囲にいるスタッフは、駆けつけて見守ります。

患者には、医療の場では患者と医療従事者でも、人と人との礼儀をわきまえた言動が必要であると説明し、

「忙しいところすまないが、背中が痒くて我慢ができないから、手が空いたときに掻いてくれませんか」

のような話し方が必要であると理解させます。

16. 威嚇行為をする患者

威嚇行為（暴言、暴力的行為、大声）などを行う患者には、複数のスタッフで対応するのが原則です。なお、犯

罪行為(暴力、窃盗、盗撮、盗聴など)は警察へ通報します。暴言や暴力的行為などの威嚇行為は、怖がってうやむやにすることなく、最初から適切に対応し、その行為を二度と行わないよう注意します。黙認した場合には、徐々にエスカレートしたり、周囲の患者も似たようなことを行う可能性があります。

医師には応招義務があり、患者には最善の医療を受ける権利があります。まずは迷惑行為の内容に応じた対応策をとって迷惑行為をやめてもらい、その施設で医療を継続してもらうように努力することがポイントです。ただし、患者にも施設の規則を遵守する義務があります。それを破り迷惑行為を行った場合には、医療を受けさせずに転院・退院などの措置を行う医療施設もありますが法律で規定されていません。迷惑行為が悪質で、改善を認めない場合には転院・退院もやむを得ませんが、話し合いの継続による患者からの自発的転院・自己退院が望ましいかたちです。

17. 脅迫をする患者

安全を確保

複数で対応

この場合には対応をするよりも、直ちに、

「上司を連れてきますので、少しお待ちください」

と答えます。安全を確保するために急いで距離をとり、近くにいる他のスタッフに脅しを受けた事実を伝え、応援を要請します。その後、警備員を同席させ、必ず複数のスタッフで対応します。

患者が脅迫したことを認めない場合もあり、脅迫であることを証明することは難しいですが、故意の脅迫は犯罪であり、警察に通報します。

18．ストーカー的行為をする患者

安全を確保

専門家に紹介

本来、患者によるストーカー行為は本人に問題があって起こる犯罪です。しかし医療従事者が親しみを込めてコミュニケーションすることにより、自分は好意をもたれていると勘違いしてしまい、ストーカー的になる患者も時にはいます。

医療従事者は、患者に対して友人と話すような言葉遣いをせず、「～ですか」などのように敬語・丁寧語を使います。親しみを込めて患者に寄り添うことは大切ですが、言葉遣いを含めて常日頃から一定の距離間を保つように接し、医療従事者と患者の関係を明確にする必要があります。

また、ストーカー的行為があった場合には上司とともに注意し、ストーカー行為は犯罪であることを伝えます。ストーカー行為であれば、警察に相談しましょう。

19．セクシャルハラスメントをする患者

複数で対応

セクシャルハラスメント（セクハラ）は性的嫌がらせであり、セクハラに直接抵触する法律はありませんが、その内容によっては、刑法（公然わいせつ罪、強制わいせつ罪、準強制わいせつ罪、強姦罪、名誉毀損罪、侮辱罪、暴行罪など）で刑事責任を追及できます。また、ごく軽微なセクハラ行為は、刑法に定められたものだけに限らず、

軽犯罪法や各都道府県の条例で性的な迷惑行為に対する刑事上の責任追及も可能です。なお、犯罪行為まではいかないセクハラ行為でも、民事上の損害賠償責任は十分に生じます。

セクハラと感じたら、直ちに仕事を止めます。

「手を握るのをやめてください」

のように、その行為を具体的な言葉にして、拒否の意思を示します。即時に明確に伝えないと、同じことを繰り返す可能性があります。また、「やめてください」というだけでは、何を拒否しているか伝わりません。

その後、すぐ上司に報告し、上司が患者に注意します。このとき実際に起こったことを具体的に話すのに加え、患者の言い分やその内容によって、

「今回の件は、他のスタッフには話しませんが、繰り返した場合には、ご家族などと主治医とともに面談することになりますので、今後は注意してください」

「相手がセクハラと感じると、その内容によっては刑事責任を追及されます。そのようなことにならないように、相手が嫌がっていますので、もうその行為はやめていただけませんか」

と伝えます。また、セクハラ行為やそれについての話し合いの内容を診療録や看護記録に記録しておくことも必要です。

セクハラが起こりにくいように、患者と二人だけにならない環境づくりも大切です。ケアをする際はなるべくほかのスタッフも入れた複数人で対応しましょう。

20. 個人情報を聞く患者

「以前、スタッフが患者さんに携帯番号を教えて、トラブルが発生しました。それ以来、病院がルールをつくり、患者さんに携帯番号、住所、メールなどの個人情報を教えることは禁止になりました」

と周囲に聞こえる声で話します。

21. 待たされて苛立つ患者

「いつまで待たせるんだ。患者の身にもなってみろ」と興奮している場合には、

「申し訳ございません。順番に精一杯のスピードで行っているんですが」

「長時間お待たせしてしまって、すみません」

などのように、まず待たせたことについて謝罪してから、状況を確認して対応します。

22. 日常生活動作の低下に苛立つ患者

今までできていたことができなくなると、患者は苛立ちや負担を感じます。ポータブルトイレの使用を勧めると、「トイレぐらい一人でできる」と答え、「遠慮なく、ナースコールを押してください」と伝えると、「迷惑をかけるのが辛い」などのように答えることもあります。

「どうされましたか」

という開かれた質問から患者が自立したいことやできると思っていることを聴き、

「～ならできるのですね」

という閉じられた質問で、できることを確認します。

患者がやりたいと思っていることができるように部屋のレイアウトを変更したり、生活リズムを把握して、患者が呼びそうなタイミングで訪室し、日常生活で負担を感じさせないように工夫します。自分でできることは最大限にさせ、「してもらっている感」を減らすように支援します。医療従事者からも患者自身でできることは、してもらうように依頼して、感謝を伝えます。

一人でトイレに行くことができなくなり、自分でポータブルトイレに移動する、またはおむつで排泄するなど、選択肢が限られてしまっても、自分で選ぶことが尊厳ある人として扱われ、自立を失わないことを意味します。自分が選んだ方法で、心から信頼しているスタッフに手伝ってもらえれば、ある行為を人にゆだねたり、手放したりしても、運命を受け入れることができます。自立を維持させることで、スピリチュアルペイン（第7章 人生の最終段階にある患者とのコミュニケーション 1．全人的苦痛とコミュニケーション（112頁））をもたせないように支援します。

23. 自己退院しようとする患者

「こんな病院、退院してやる」と言う場合、

「主治医は、入院を継続して治療を提供するように言っていますが、入院継続は強制できませんので、ご心配なさらないでください。ただ、治療に専念していただけると大変嬉しいのですが」

と話します。話を聞いてもらえる場合には、治療が必要な理由を説明して理解を得ますが、最終的には患者の意思を尊重します。

24. クレームを言う患者

複数で対応

まずは、最後まで患者の話を聴きます。

最初から理由もわからず全面的に謝罪すると、後でそれを逆手にとられることもあります。全面謝罪はせず、

「ご不快な気持ちにさせてしまったことは、申し訳なく思います。お怒りになっている理由を詳しくお聴かせ願えませんか」

のように質問して、理由を把握します。言っていることに対して、

「～を怒っていらっしゃるのですね」

のように共感を示します。落ち着いて話せる場所に誘導し、相手の話を十分に聴き、話の途中で反論はせず、怒っている気持ちを最後まで吐き出させます。その後、

「先程お話しされていた～についてですが、もう少し詳しくお聴かせください」

「先程～を改善してほしいとおっしゃいましたが、もう少し詳しくご希望を教えてもらえますか」

などのように怒っている具体的内容、どのように対処してほしいかなどを確認します。その結果、事実と異なる場合や誤解がある場合には、

「お話のなかの～についてですが、私が認識していることと異なっているところがありますので、ご説明させてください」

などのようにていねいに説明します。

手に負えないと思われる場合には躊躇せず、

「お怒りになっている内容は把握しました。大変申し訳ないのですが、この件については、私一人の考えではお答えできかねます。至急、担当者に連絡をとりますので、五分ほどお待ちいただけませんか」

などのようにクレーム担当者に同席を依頼し、診療録や看護記録に内容を記載します。

25. 興奮している患者

安全を確保
複数で対応

「だからどうなんだ」などと極度に怒って興奮している場合には複数人で対応しますが、対応は困難なことが多く、クレーム担当者が来るまで押し黙るのも一つの方法です。

自分に非がなくても、患者が怒っているときに「そんなつもりではなかった」と釈明すると、かえって激高されることもあります。

このようなときは怒りの気持ちにできるだけ共感して、怒っている理由を聴きます。患者がもし「医療従事者は自分の敵」と感じてしまっているとしても、気持ちが徐々に落ち着き、この医療従事者は自分の言っていることを聞いて、理解しようとしてくれていると感じられるように、心理的に寄り添うように努めます。

医療行為について批難してきたときには、すぐに他のスタッフを呼んで、複数人で対応します。

医療行為の最中に、患者が「やめてくれ」と言ってきた場合には、患者の判断が間違っていると思っても、いったん手を止めます。「やめてくれ」と言ってやめなければ、誰でも怒るものです。このような場合も、すぐに他のスタッフを呼んで、複数人で対応します。

26. 熱心なあまり苛立つ家族ら

熱心な家族らが医療とケアに不満を抱き、苦情を訴えることがあります。そのようなときには、患者とは別に面談を行い、患者の病状や医療とケアについての理解を確認し、正しく理解できるまで話し合います。

家族らの気持ち(患者への思い、不安、苛立っていること、今後のサポートに対する希望など)を聴きとり、共感的に応答します。また、その際には家族らのキーパーソンを確認しておきます。家族らが別々に面談を申し込んできたり、家族内で意見が異なる場合には、家族会議の開催を働きかけ、キーパーソンを中心に意見を統一してもらうように依頼します。

家族らによる過度の要求(医療とケアの内容、昼夜問わない看病など)がある場合でも無下に断ったりせず、開かれた質問で背後にある気持ちを理解して対応します。

家族らが希望をもち、心残りのないように支援します。

27. 急がせる患者

すぐに対応できない場合には、

「今、~をするので、15分後くらいに来ますね。それで大丈夫ですか」

と話します。「今すぐなんとかしてください」と言ってくる場合には、

「あなたにとってベストな結果を目指して手順を考えていますが、あなたは～を取り除くことが最優先なのですね。誠に申し訳ございませんが、あなたより病状が重く、ケアを優先しなければならない患者さんがいますので、少しお待ちください」

などのように、すぐに声かけをします。

28. 不運を嘆く患者

「私って、なんて運が悪いんでしょう」のように嘆く場合、

「運が悪いと言っていますと、本当に不運を招きますよ。ツキを変えるのがよいので、笑顔を見せてください」

などと話します。

「あなたは、本当の苦しみなんて味わったことがないのでしょう」と言われた場合には、次のように正直に答えます。

「経験したことはありませんが、苦しんでいる多くの患者さんをみて、いろいろと悩んだり考えたりしてきました。逃げずに一緒に病気と闘っていきます」

多くの医療従事者は、患者と同じ経験などしたことはないものです。たとえあったとしても、他人の気持ちが100％わかるわけではありません。

29. 訴えが多い患者

いろいろと訴えが多い患者がいます。医療従事者はその訴えに対応しなければなりませんが、ほかの患者に対応する必要もあります。次のように話して納得してもらいます。

「辛いことがたくさんおありなのですね。他の患者さんにも辛いことがあって、これから診察しなければなりません。今は時間が限られていますので、まず一番困っていらっしゃることを解決しましょう。他にお困りなことは、今日か、後日、時間を十分にとってゆっくり話し合いましょう」

30. 採血者にプレッシャーをかける患者

複数で対応

駆血しても静脈が細くてみえにくく、採血が難しい患者がいます。採血をする前に、「あなたはこの前失敗したでしょ」「あなたはヘタだから他の人に代わって」などのように採血者にプレッシャーをかける患者もいます。

このような時は、採血者の上司が次のように話します。

「あなたのお気持ちはお察しいたします。血管の問題で、採血は大変難しいですが、この方は採血のプロですので平常心で採血すれば成功率はかなり高くなります。でも、プロでも採血する前に大きなプレッシャーをかけられると失敗する確率が高くなってしまいます。この点のご配慮をお願いいたします」

31. 患者との約束を忘れたとき

万が一、忘れてしまった場合には直ちに次のように謝罪します。

「忘れてしまってごめんなさい」

「これからは気をつけます」

「また声をかけてください」

32. 話をやめない患者

話している途中で遮られると不快感が強くなるため、一つの文章が終わった瞬間に素早く次のように詫びる言葉をかけ、話を中断することを穏やかに伝えます。

「お話の途中で申し訳ございませんが、よろしいですか。実は次の方の予約時間が迫っておりまして、今はこれ以上時間がとれませんので、いったん終了させていただきます」

「もしよろしければ、16時からお話の続きを聴くことができますが」

「明日は予定がありませんので、来ていただければ面談の時間をとれますが」

などのように、後で話の続きを聴くことができることも伝えておきます。

長い話に上手に割り込むためには、共感の相づちと、「○○さん、○○さん、おっしゃりたいことはわかります、○○さん」のように患者名を連呼するのも一つの方法です。

33. 早口の患者

こちらが、ゆっくり話すようにします。患者の語尾を捉えて、「~なのですね」とオウム返しし、「そうなんですか、~ということですね」のように話の内容を要約します。また、このような場合は話の切れ目を待つのではなく、息が切れるタイミングで言葉を投げかけると、患者は自分の話をしっかりと聞いてもらっていると感じます。

34. 涙を流す患者

泣くことは、おそれ・悲しみ・絶望・抑うつ・安堵・痛み・怒りなどの多くの感情によるものです。感情の強さがある程度に達したときに、涙を流します。非常に傷つきやすい状態にありますので、慰めようという気持ちをもって患者に少し近づき、ティッシュかハンカチを差し出して、患者の肩などにそっと手を置き、支援するという態度を示します。

涙の原因が明らかな場合には、共感的に応答します。原因が不明の場合には、

「どうされましたか」

という開かれた質問をします。患者が少し落ち着くまでそばにいて、どうしてもその場を離れなければならない場合には、次のように伝えて謝ります。

「できるのであれば、しばらくあなたのそばにいたいのですが」

35. 同じ質問を繰り返す患者

これまでに医師が繰り返し説明し、理解が得られているはずの内容について、「なぜ、食べられないのだろう」などと同じ質問を何度も繰り返す患者がいます。

これは疑問形式で辛さ・不安・悔しさ・怒りなどを表現した心理的防衛機制です。患者の感情を理解して、質問に答えるのではなく、そばにいて聴くことが重要です。

心理的・精神的な介入が必要な場合や、認知能力の低下が疑われる場合には、専門医への受診を勧めましょう。

36. 子ども扱いをする患者

「あなたは、まだ新米だね」とからかわれることもあります。

「わかりますか」

などのようにユーモアをもって応答し、続けて次のように話します。

「その分、慎重にしていますので、独断では行いません。必ず先輩の指導を受けていますので、ご心配なさらないでください」

37. 死の恐怖を抱く患者

専門家に紹介

「私、このまま死んじゃうんですよね」などと言う場合には、「いいえ、そんなことはないですよ」などのように、単に否定しても患者は信じるはずがありません。

「弱気になっておられますね。自分で運命を悪い方向に考えたら、われわれが頑張る意味がなくなってしまうではないですか」

のように、一緒に頑張りましょうというメッセージを送ります。

「何が楽しみで生きているのか、わからない」と言う場合には、

「残念ですが、私には答えられません。楽しみを見つけられないことはとてもお辛いと思いますが、あなたと一緒に歩んでいきます」

などと話し、脈をとったりして体に触れ、気持ちを落ち着かせるように支援します。

対応できない場合には、速やかに専門医に相談しましょう。

38. 余命を尋ねる患者

専門家に紹介

「私は、あとどのくらいでしょうか」と、患者が死を意識して質問してくることもあります。

患者の生存期間を正確に推測するのは難しく、また、推測される生存期間を明言すれば、もう治すことができないと暗に認めることにもなります。

患者がこれまでに説明されてきた状況と危険性、現在の心境を理解するために、

「ご自分のことをどのように考えていますか」

「どうしてそう思うのですか」

「なぜ今、余命を知りたいのですか」

「何か具体的に心配されていることがありますか」

などと質問を返します。このように患者からの質問の背景にある思いや考えをシンプルに尋ねると、患者自身が正しい答え、現実的な答え、前向きな答えを出す可能性もあります。

間違った答えを導き出さないために、事実からかけ離れすぎず、現状についてある程度は正直に話すことがポ

イントです。生存期間については、医師以外の医療従事者は数カ月・数年などのような具体的な数字はあげません。先行きの不確かさからくる苦悩を認め、共感的に応答し、支援します。

患者が心理的・精神的に大きな負担を抱えていると判断した場合には、速やかに専門医に相談しましょう。

39. 死を望む患者

専門家に紹介

「もう生きているのが嫌になりました」と言う場合には、

「あなたと同じように、生きていくことが苦しくなった患者さんを何人もみてきました。その理由はさまざまですが、皆さん、立ち直っています。今、行き詰まりを感じているなら、ひとまず休息したりリラックスしてみるのもいいようです。われわれが、あなたを支えていますよ」

などのように、気持ちを落ち着かせるように支援します。

対応できない場合には、速やかに専門医に相談しましょう。

40. 自殺念慮のある患者

専門家に紹介

このような状況にある患者は、「死ぬのは間違っている」「命はかけがえのないもの」などのような建前論や道

徳論を今さら聞きたくないものです。医療従事者の発言には重みがありますから、

「私は、あなたに死なれるのは嫌だ。だから自殺はやめてほしい」

「理由なんかない。あなたに死なれては無念だ」

などのような話し手を主語にした素直な言葉に心が動かされ、納得することがあります。

対応できない場合には、速やかに専門医に相談しましょう。

41. 患者同士のトラブル

患者同士が、においや音でトラブルを起こすことがあります。トラブルが大きくならないように、まずはトラブルに関連するすべての言い分を複数の医療従事者で聴き、

「○○さんは、どうしてそう思うのですか」

などの開かれた質問で詳細を把握します。においや音などによる不快は個人差があり、対応も難しいことが多いです。重要なことは、訴えた側の味方になるのではなく、言われた側の気持ちも受け止めることです。その後、チームで対応策を検討します。

どうしてもどちらかが譲歩しないと解決しない場合に、「おっしゃることはよくわかりますが、我慢していただけないでしょうか」などと言われると、辛い気持ちをわかってもらえないと感じ、不満が募った結果、迷惑行為を起こす可能性もあります。

「おっしゃることはよくわかります。そのように感じていらっしゃるのですね」

と思いを受け止めたうえで、対応策を提示するようにしましょう。

〈食事のにおいに対するトラブルの会話例〉

医療従事者「前の患者さんの食事やお菓子のにおい、気になりますか」

患者「我慢できない。においで気分が悪くなる。やめさせてください」

医療従事者「お弁当やお菓子のにおい、患者さんのおっしゃることもわからないわけではありません。ただ、テレビをみながら食べるお菓子が楽しみで治療を乗り越えている患者さんもいます。あの患者さんも、これが長年の習慣だから今さらやめられないと話しています。そこでご提案ですが、ベッドの位置か病室を変更するのはいかがですか」

患者「なんで僕のほうを追い出すんですか。嫌です」

医療従事者「そこなら周囲で食事する人もいません。あなたのストレスが緩和され、治療に専念できると思うので移ってみませんか」

患者「わかりました」

医療従事者「今後も患者さんの一人として、ご要望は遠慮なく職員に伝え、ご自身もストレスを抱えないようにしてくださいね。今回はお互いの意向を尊重でき、よかったと思います」

42. ドクターハラスメントを疑われないために

ドクターハラスメント(ドクハラ)には明確な基準はありませんが、医師による、患者に対するいやがらせ(態度、言動など)を意味する用語です。患者が過剰に不安や不快な感情を抱いても、疑われる可能性があります。つまり、患者の主観によってドクハラを疑われることもあるのです。医師の言動によって精神的に不安定になり病状が悪化したと受けとられた場合、患者が施設などに直接申し出ることもあり得ます。これは医師に限らず、すべての医療従事者に同様なことが起こる可能性があるので、注意が必要です。

患者は何らかの健康上の不安を抱えて来院しています。医師は、不用意に患者を不安にさせる言動をとらないよう常に心がけ、正直に病名・病状、予後を患者に伝えなければなりません。また、真摯な態度で患者の話をよく聴くように努めることで、ドクハラの苦情は少なくなります。

＊＊＊

第6章

高齢患者とのコミュニケーション

1. 高齢者の特徴

多くの高齢者は何らかの病いを抱えており、視力・聴力・理解力・身体機能・認知機能・生活機能が低下し、医療、看護、介護を必要としています。喪失感・孤独感からくる抑うつ症状があることも少なくはありません。また、適切なコミュニケーションにより、治す医療(キュア)と支える医療(ケア)の融合という視点での支援が大切です。

- 病気についての理解不足
- もう何もしなくてよい、痛いことはされたくないという気持ち
- 検査や治療への強い不安
- 家族に迷惑をかけたくないという気持ち
- 経済的な不安

などを抱えていることが多く、検査や治療を安易に拒否する傾向があります。医療従事者はコミュニケーションにより、その理由を把握し、高齢患者が望む医療とケアを提供しなければなりません。

高齢患者とのコミュニケーションの際には、特に次のような心身の衰えを考慮する必要があります。

- 聴力の低下(高い声が聞こえにくい)
- 記銘力・想起力の低下、短期記憶を忘れやすい
- 精神的変化(保守的傾向、疑いの感情をもちやすい、喪失感・孤独感からくる抑うつ症状)

2. 高齢患者への対応

信頼関係を構築するために、第2章　コミュニケーションのテクニックと注意点(15頁)を参考にします。

患者の人生に興味をもって若い頃をどのように過ごしたかなどを聴きとり、共感的な応答で満足感を与えることも一つの方法です。

「○○さんは小さいとき、何をして遊びましたか」

「若いときには、どんな歌が好きでしたか」

などのように、過去に遡って時系列に患者の人生をひもといたり、患者の話すテンポを大切に質問します。趣味などを聴く場合にはこちらが知っていることもなるべく患者に話してもらうようにして、そのなかで疑問に思ったことを質問します。上手に話を聴くと、患者が「そういえば、あんなことがあった」などと、エピソードを思い出すことがあります。人と人との会話なので、そのときの気分にも左右されますが、どこで何を思い出すかは計り知れません。患者が意外なものに気づいて会話が弾むこともあります。患者の話をただ静かにうなずいて聴くだけでなく、面白いと思ったら吹き出したり、ほほ笑むと、自分の話を聞いて、ちゃんと反応してくれていると感じ、信頼関係も深くなります。

患者をよく観察し、普段と異なるもの(身につけている物、服装、髪型、しぐさ)などについて質問し、時にはこちらからも話を広げていきます。患者を話だけではなく光景として受け入れると、みえてくること、理解できること、疑問に思うことが生まれます。

ただし、人は必ずしも同じ経験や考えをもっているわけではなく、患者の気持ちすべてを理解できるわけではありません。上っ面だけの受け答えは厳禁です。「本当の気持ちはわかってもらえないのだ」と信用を失うこともありますので、患者への相づちは適切に打たなければなりません。感情移入しすぎてしまうと、話している患者のほうの気持ちが冷めてしまうこともあり、よい結果が得られるとは限りません。

高齢者が、同じ話を何度も繰り返すことは当たり前と捉えて、礼儀正しく応答します。話が長すぎるときなど時と場合によっては聞き流す技量や、対応できない要求があった場合には「検討します」と答えるなど、即答を回避することも必要になります。

3. 認知症患者の問題行動への対応

問題行動の原因が判明すれば、その解決が第一です。原因がわからず、興奮状態が収まらない場合には、安全を確保しながら落ち着くまで見守ります。

意思疎通がはかれるスタッフがいる場合には、できるだけ刺激しないように、穏やかな声で話しかけ、やりたいことをできる範囲でやらせて気分転換をはかります。

また、次のような対応をしないよう徹底します。

- 行動を制止する
- 説得しようと試みる
- 叱りつける

4. 高齢患者の生活の質（ＱＯＬ）向上ポイント

高齢患者の身体的特徴を捉え、リスクアセスメントをしたり、合併症予防に努めます。

さらにＱＯＬを向上させるポイントは、

- 高齢者の価値観、考え方、思いを傾聴する
- 高齢者との信頼関係を構築する
- 高齢者の楽しみやストレス（心理的・社会的など）を把握する
- 高齢者が医療とケアを受けながら、どのように過ごしていきたいかを把握する
- 意思表示ができるうちに、事前指示書を作成する権利があることを説明する
- ＳＤＭによる決定を尊重する

などがあります。

また、高齢患者に意思決定能力があるうちに家族らとのＡＣＰを促し、本人が望む将来の医療とケアについて話し合い、意思決定しておくよう勧めます。

＊　＊　＊

第7章

人生の最終段階にある患者とのコミュニケーション

1．全人的苦痛とコミュニケーション

①全人的苦痛とは

- 身体的苦痛（痛み、他の身体症状、日常生活動作の支障）
- 精神的苦痛（不安、おそれ、孤独感、抑うつ状態、苛立ち、怒り）
- 社会的苦痛（家庭内の問題、遺産相続、経済上の問題、仕事上の問題、人間関係）
- スピリチュアルペイン（自己の存在と生きる意味の消滅から生じる苦痛：人生の意味への問い、罪の意識、神の存在への追求、苦しみの意味、死の恐怖、価値体系の変化、死生観に対する悩み）

を指します。これらをすべて取り除くことは難しいですが、身体の痛みを取り除くことで、人間らしさを取り戻すことはできます。また、言葉によって癒される痛みもあり、創造力が痛みを癒す助けとなることもあります。

〈病苦と創造力〉

病苦のなかで、自ら痛みに身もだえしながらも、言葉や絵画に自らの痛みのさまを描いた人達（石川啄木、宮沢賢治、樋口一葉、高見　順、中城ふみ子、細川　宏）は、痛みの壁を乗り越える力を得て、自らを表現しています。痛みが創造する世界は決して老廃した世界ではなく、しなやかな心によってきらめく可能性があり、人は痛みの壁のなかでも、希望をもつことで創造する能力を発揮できる可能性があります。

②全人的苦痛についての傾聴

一般的に全人的苦痛は、身体的苦痛、精神的苦痛、社会的苦痛、スピリチュアルペインへと移行します。最終段階にあたるスピリチュアルペインは、痛み・病気・死に直面することから生まれる根源的で実在的な叫びであり、この叫びに傾聴する態度および適切なコミュニケーションこそが、苦痛を跳ね返し、患者を支援して希望を与える可能性を有しています。

人生の最終段階にある患者からスピリチュアルペインについて聴き出すには、

「今、一番気がかりなことは何ですか」

「今、あなたにとって一番大切なことは何ですか」

「あなたの目標は何ですか」

「将来のことで、ご心配なことは何ですか」

「あなたのご家族に対して、心配されていることはありますか」

などがあります。患者と人間関係を構築し、患者の心の窓が開いたときに尋ねることが大切です。

③人生の最終段階にある患者とその家族らへの支援

人生の最終段階にある患者は、「あの世に逝きたい」「苦しまないで死にたい」「家族に見守られながら、死を迎えたい」などのように死を受け入れたような言葉と、それと相反する、「孫やひ孫の成長をずっと見守りたい」「死にたくない」という、生きたい心情を漏らす言葉を繰り返します。

医療従事者は、患者の全人的苦痛に対応し、患者と家族らとともに充実したケア計画を策定し、患者に効果的な緩和ケアを提供します。日々、人生の最終段階にある患者と向き合い、コミュニケーションを交わしていける人間的力量を備えていなければなりません。

患者の話を引き出すためには、

「今までの説明で、何かわからないことはありませんか」

「今、何が一番お辛いですか」

「ご自分の病状をどのように理解されていますか」

「何かご希望はありませんか」

など、疑問・質問・要望がないかを問いかけます。こうした質問に対し、患者は返答に窮する場合もありますが、これを契機に話し合いを進展させます。患者の声に真摯に耳を傾けながら、その声を反映させるべく努力すれば、患者の不安は和らぎます。

また、家族らは患者といろいろな思いや不安を共有しています。医療チームは家族らが、「死」を正面に見据えて患者と話し合うように誘導します。同時に、患者が考える尊厳や望む生き方／死に方を家族らに理解させ、残された時間をともに有意義に過ごすことができるよう手助けします。

支援において考えなければならないポイントは、次の通りです。

- 時間存在（存在と生きる意味を与える支援）
- 関係存在（最後まで向き合う支援）
- 自律存在（意思決定する支援）
- 苦痛存在（希望を見いだす支援）

2. よくない知らせの伝え方

医療従事者は、よくない知らせを伝えなければならないことがあります。このとき必要なのは、接遇教育やマナー教育で習得できるコミュニケーションスキルとは異なります。マニュアル通りに淡々と実施するだけでは、患者と良好な関係を構築できません。ポイントは、

- 状況による迅速な対応
- 受け止め方と投げかけ方のコミュニケーションスキルを習得
- 経験を積み重ねることで自分のスタイルを確立
- 患者との良好な関係を構築したうえでの支援

です。このような行動が患者から信頼され、よくない知らせを上手に伝えるスキルを習得することにつながります。

3. 患者にとって凶器となる言葉

人生の最終段階にある患者に対する「頑張りましょう」という言葉には、注意が必要です。医療従事者が医療にこだわるあまりに、「頑張る」という言葉で済ませてしまうことがありますが、これが問題なのです。「頑張りましょう」が、表面的な励ましとなって、患者にとってはかえって辛いだけ(凶器の言葉)

になることもあり得るのです。

「お辛いですね」

というような、患者の苦しい心をともに感じとってあげる言葉が、患者の心の支えになります。医療従事者の心遣いが理解され、一生懸命に自分を診てくれている、ありがたいと感じてもらえる言葉です。また、

「よく頑張りましたね」

のように、患者自身の努力を評価してもらえた、苦しい心を感じとってもらえたと実感した場合には、その言葉は薬となり得ます。

「大丈夫です」という言葉にも注意が必要であり、何が「大丈夫」なのかを明確に伝えることが大切です。

その他にも、差別的表現、医師の自分本位な表現、患者の訴え・心情・状況を考えない表現、死を連想させる表現などは凶器となります。一方で、

- ●患者の訴えに耳を傾ける
- ●患者の心情を理解する
- ●患者の置かれた状況を理解する
- ●生きる勇気を与える
- ●患者とともに歩もうとする姿勢が表れている

などの表現はよいコミュニケーションへと導きますが、患者と医療従事者との信頼関係構築が不可欠となります。

人生の最終段階にある患者に対しては、生きてきた意味と、今、生きている意味を納得できるよう言葉の支援をします。次に具体的な支援をあげます。

- ●患者の人生を意味づけするための支援
- ●未解決のことを解決するための支援

●患者が語る話を傾聴する支援
●患者を尊重し、望みをできるだけ叶えるための支援
●患者の心の状態を理解し、それにふさわしい言葉を心から伝える支援
●旅立つことに納得できるような支援

4．家族らとのコミュニケーション

医療チームは、人生の最終段階にある患者の家族らへの配慮もする必要があります。
●患者の思いを家族らに伝える言葉
「○○さんは、こんなふうに思っているようですよ」
「～の悩みを解決するにあたって、何かお困りのことはありませんか」
●病状や経過を理解する家族らの大変さをねぎらう言葉
「○○さんのために、いろいろと努力され、大変でしたね」
●家族らに残された時間を理解させ、有効に使えるように支援する言葉
「病状が安定している間に、会っていただきたい方に連絡してあげてください」
●家族らが看取れなかった場合に伝える言葉
「ご本人は、苦しみもなく安らかに天国へ行かれたのですよ」
「ご家族に心配させないようにと思って、そっと天国に行ったのかもしれません」

●家族らの介護中に、息を引き取った場合に伝える言葉

「ご家族から~をしていただきながら、天国に逝けることを喜んでいますよ」

●残された家族らに伝える言葉

「長い間、よく頑張りましたね」

「眠ったように安心した顔でしたね」

「家で最期を迎えられて幸せでしたね」

「お父さんの分まで長生きしてね」

「ご家族が体調を崩さないように、気をつけてくださいね」

さらに、本人のやり残したことや家族らがしてあげたいことを聴きとります。聴覚は最後まで残ることを家族らに伝え、できるだけ患者と一緒の時間を過ごしてもらうように提案し、家族らが最期に慌てないように、起こり得る臨終の様子も伝えておきます。

人生の最終段階にある患者との葛藤がある家族らには、

「あなたの気持ちはわかります」

「あなたが泣いたり怒鳴ったりしていたら、○○さんは心配で、安心して逝くことができません」

「○○さんがいたからこそ、あなたは生まれてきました」

「あなたは、○○さんを心安らかに旅立てるように、支えてあげなければなりません」

「これはあなたにしかできません」

「あなただからこそできることです」

などの言葉でわだかまりを解消するように誘導し、死後に後悔が生じて長期間悩むことがないように支援します。

5. 医療とケアと尊厳生

米国では、患者の意思決定を尊重して事前指示書による延命治療の差し控えや継続中止を行うことが法律で規定され、患者の希望に沿った人生の最終段階における医療とケアが提供されています。

厚生労働省は、医療チームによる適切な情報の提供と説明、医療チームと患者との話し合い、患者本人による決定、医療チームによる医療行為の開始・不開始・中止の判断、医療内容の変更、医療チームによる緩和ケアを重要な原則として、2007(平成19)年に「終末期医療の決定プロセスに関するガイドライン」を公表しました。これはその後2015(平成27)年に「人生の最終段階における医療の決定プロセスに関するガイドライン」と名称を変更、2018(平成30)年に「人生の最終段階における医療・ケアの決定プロセスに関するガイドライン」に改訂されました。しかし、延命治療の中止に対する医師の刑事訴追免責基準は明記されておらず、現代医療の根幹を成す意思決定権は、日本国憲法第十三条を根拠として、エホバの証人輸血訴訟事件の最高裁判決によっても、患者の意思決定権を尊重することがポイントです。

筆者は、2001年、自分が考える人としての尊厳を保ちつつ、自分らしく最期の時を生きる「尊厳生《そんげんせい》」という新しい概念を提唱し、「じんぞう病治療研究会」ウェブサイト(http://ckdjapan.sakura.ne.jp/pdf/AD.pdf)から「尊厳生」による事前指示書をダウンロードできるようにしました。

尊厳死と「尊厳生」の具体的な違いは、

● 尊厳死は死の迎え方の選択ですが、「尊厳生」は最期の生き方の選択です

●尊厳死は延命治療のすべてを意思決定できますが、「尊厳生」は水分補給を原則としますが、それを含む延命治療の意思決定を行います

●尊厳死は法律で規定されていませんが、「尊厳生」の後にある死は法律で規定されている自然死あるいは病死です

２０１７年、全国腎臓病協議会（患者会）から人生の最終段階における医療とケアについての講演依頼があり、「いずれ訪れる死の迎え方」のタイトルで話し、参加者からは事前指示書は必要であるとの意見が多く出されました。

これまで、人生の最終段階における医療とケアについては、主に医療チーム側からの議論でしたが、患者側からのアクションも増えつつあり、わが国においても、良質な医療とケアが人生の最終段階でも提供されると確信しています。

米国で規定された法律には、Natural Death Act（Living willの法制化）、Durable Power of Attorney（事前指示書の法制化）、Patient Self Determination Act（意思決定を尊重した終末期医療の法制化）などがあります。一方で、わが国では終末期患者の意思決定を尊重した延命治療見合わせによる死を「尊厳死」の用語で普及しています。「尊厳死」を英訳するとdeath with dignityとなりますが、米国では、その後、わが国で法的責任を問われる自殺幇助を合法とするDeath With Dignity Actが法制化された州が増えています。米国のdeath with dignityは、わが国で普及している「尊厳死」の意味する内容と同じではないこともあり、「尊厳死」を英訳および「death with dignity」を和訳するときに混乱を招かないように注意が必要です。

＊＊＊

第8章

コミュニケーションを成功させる秘訣

1．エンターテイメントテクニック

仕事を劇場の舞台と想定し、感動を生み出すエンターテイメントの手法を応用します。テクニックだけで患者を動かすのではなく、磨かれた演技と洗練された演出力で魅了し、感動させます。

患者を短時間のドラマの共演者と思えたら、笑顔の質もアプローチも劇的に変わり、信頼でつながる新しい関係性が始まります。主役である自分と共演者である患者とのシーンを想像してみることです。ドラマをハッピーエンドに導くためには、自分が正しいと感じたとしても、その瞬間から関係性が崩れてしまうような患者の嫌がることは、患者に危険が及ばない限り行ってはならないこともわかります。

2．心に伝わるメッセージの発信

自分の感情を演技で管理することはできますが、つくり笑いなどのうわべだけの演技では、心に伝わるメッセージの発信は難しく、効果の継続も期待できません。

自然な演技をするためには、自発的な感情を表現することが必要です。自分を患者に置き換えてイメージしてみるのがポイントです。医療従事者に自分の意思とは異なることを説得されたいか、医療従事者の意のままに動かされたいかと想像すると、そう思う人はいないと思います。人と人とのコミュニケーションは共鳴したものだけが伝わり、患者の記憶に残るのは、心に伝わった言葉だけなのです。

患者の意思と、医療チームが最善と考える医療とケアに齟齬がある場合、医療チームメンバーは患者の心に伝わるメッセージを発信する演技力が必要です。物語には多様性があることを理解してもらい、患者が物語の部分修正を意思決定するように導きます。

3．一日一話完結の幸せなドラマ

患者との時間だけではなく、勤務時間や休憩時間も含めて一日一話完結のドラマとして考えると、毎日のその時間を幸せにするか、悲劇にするかは、医療従事者自身の腕次第です。人柄の魅力を最大限に表現するために嘘をつかないことと相手によって話す内容を変えないことを守って、自己プロデュースをし、主演俳優、演出家、監督、大道具、音響、衣装係を担当します。一日にいろいろなドラマがあり、さまざまなよい共演者（患者、家族ら、医療従事者など）と悪い共演者が登場します。出会う人すべてを共演者とし、すべては一つのシーンと配役と考えると、何気ない日常に隠れていた必然のドラマがみえるようになります。何かが起こったときこそ、幸せな結末になるように工夫します。最高のキャストを演じ、舞台を大切にすれば、幸せなドラマができます。そうして仕事を楽しみ、同時に志をもち、誰に対しても最高の挨拶・笑顔・感謝の言葉を継続することが大切です。

＊＊＊

あとがき

医療従事者は高いコミュニケーション能力を必要とされます。さまざまな経験を積み重ね、患者・家族ら、職場の仲間から信頼され、良好な人間関係をつくれるように努力することで独自のコミュニケーションスタイルが確立します。

また医療チームは多職種相互乗り入れ型チーム医療を目指し、患者・家族らと協働した医療とケアを提供するために支援し、話し合いを基に患者の意思決定を尊重します。

人生の最終段階にある患者ではＱＯＬ向上を目標とし、患者が望む医療とケアを継続しながら、最期にはその限界を見極めて、死への過程を可能な限り痛みがなく、穏やかで、尊厳あるものに導きます。死に逝く人が、人生にはいろいろな苦楽があったけれども、「生まれてきてよかった」「幸せな人生だった」と思え、家族らに「看病してくれてありがとう」「先にあの世に逝って待っているよ」と笑顔で言えるような環境を、医療チームが家族らとつくると同時に、家族らにも、よい最期であったと感じてもらえるような支援をすることも大切です。

どのように死を選ぶかという「点」ではなく、誰もが必ず迎える死の瞬間まで、どのように生きたいかという「線」の視点をもった医療とケアの提供がなされるべきです。医療従事者に求められるのは、コミュニケーションスキルを駆使し、モデル像を決めて上手に演じることです。「尊厳生」の立場で、自分を患者の立場に置き換えて考えることが重要なのです。

＊＊＊

参考文献

（1）ロバート・バックマン（原著）　真実を伝える―コミュニケーション技術と精神的援助の指針、恒藤　暁（監訳）：診断と治療社、２０００
（2）マーガレット・ロイド、他　事例で学ぶ医療コミュニケーション・スキル～患者とのよりよい関係のために、山内豊明（監訳）：西村書店、２００２
（3）ジョイ・ダクスベリー　難しい患者さんとのコミュニケーション・スキル―心を通わせる27の方法、羽白　清（翻訳）：金芳堂、２００３
（4）Ｊ・リチャード・ハックマン　ハーバードで学ぶ「デキるチーム」5つの条件―チームリーダーの「常識」、田中　滋（訳）：生産性出版、２００５
（5）外　須美夫　痛みの声を聴け―文化や文学のなかの痛みを通して考える、克誠堂出版、２００５
（6）小澤竹俊　医療者のための実践　スピリチュアルケア―苦しむ患者さんから逃げない！、日本医事新報社、２００８
（7）日下隼人　医療の場のコミュニケーション　言葉を贈る心を贈る、篠原出版新社、２０１３
（8）山内常男（編）　ことばもクスリ―患者と話せる医師になる、医学書院、２０１１
（9）阿川佐和子　聞く力　心をひらく35のヒント、文藝春秋、２０１２
（10）京極　真　信念対立解明アプローチ入門―チーム医療・多職種連携の可能性をひらく、中央法規出版、２０１２
（11）細田満和子　「チーム医療」とは何か医療とケアに生かす社会学からのアプローチ、日本看護協会出版会、２０１２
（12）ダグラス・ストーン、他　話す技術・聞く技術―交渉で最高の成果を引き出す「3つの会話」、松本剛史（訳）：日本経済新聞出版、２０１２
（13）陣田泰子（編）　チーム医療時代のナレッジマネジメント、看護の科学社、２０１３
（14）福原麻希　チーム医療を成功させる10か条―現場に学ぶチームメンバーの心得、中山書店、２０１３
（15）水谷英夫　感情労働とは何か、信山社、２０１３
（16）小西美穂　3秒で心をつかみ10分で信頼させる　聞き方・話し方、ディスカヴァー・トゥエンティワン、２０１７
（17）中山健夫　これから始める！シェアード・ディシジョンメイキング　新しい医療のコミュニケーション、日本医事新報社、２０１７
（18）平野秀典　感動力の教科書　人を動かす究極のビジネススキル、ディスカヴァー・トゥエンティワン、２０１７
（19）矢野　香　たった一言で人を動かす　最高の話し方、安國愛菜（ナレーター）：ＫＡＤＯＫＡＷＡ、２０１８
（20）東京慈恵会医科大学附属病院看護部・医療安全管理部（編著）　Team STEPPS®を活用したヒューマンエラー防止策　ＳＢＡＲを中心とした医療安全のコミュニケーションツール、日本看護協会出版会、２０１７
（21）桑野麻衣　思わずマネしたくなる好かれる人の話し方、信頼される言葉づかい、クロスメディア・パブリッシング、２０１８

著者紹介

岡田 一義(おかだ かずよし)

1958年、東京都生まれ。

日本大学医学部を卒業後、日本大学医学部第二内科学教室に所属。

日本大学医学部附属板橋病院などの勤務を経て、現在は社会医療法人川島会川島病院(副院長)。

日本内科学会認定内科医、日本内科学会総合内科専門医、日本腎臓学会認定専門医、日本腎臓学会認定指導医、日本腎臓学会評議員、日本透析医学会認定専門医 、日本透析医学会認定指導医、日本透析医学会評議員、日本透析医学会理事、日本糖尿病学会会員、日本老年医学会会員、日本高血圧学会会員、日本人工臓器学会会員、日本医工学治療学会会員、日本急性血液浄化学会会員、日本アフェレシス学会会員、米国腎臓学会会員、欧州透析移植学会会員、国際腹膜透析医学会会員、国際腎臓学会会員、認定NPO法人腎臓病早期発見推進機構理事、日本高齢者腎不全研究会代表世話人、じんぞう病治療研究会代表世話人など。

良質《りょうしつ》な医療《いりょう》とケアを提供《ていきょう》するコミュニケーション Bible

定　価　3,080 円（本体 2,800 円＋税 10%）
※消費税率変更の場合，上記定価は税率の差額分変更になります。

発　行　2021 年 4 月 20 日　第 1 刷発行
著　者　岡田《おかだ》 一義《かずよし》
発行者　株式会社 東京医学社
代表取締役 蒲原 一夫
〒 101-0051　東京都千代田区神田神保町 2-40-5
編集部　TEL 03-3237-9114　販売部　TEL 03-3265-3551
URL：https://www.tokyo-igakusha.co.jp　E-mail：info@tokyo-igakusha.co.jp

印刷・製本　三報社印刷 株式会社
イラスト　　オフィス・リード

ISBN 978-4-88563-730-8
乱丁、落丁などがございましたら、お取り替えいたします。
正誤表を作成した場合はホームページに掲載します。